世界的瞑想家が教える

本当の自分に戻って ラクに生きる練習

瞑想家・ヨガ指導者
ニーマル・ラージ・ギャワリ

ダイヤモンド社

みなさんはこのようなことを感じたり、
思ったりしていませんか？

人と話すときに空気を読みすぎて疲れてしまう。
仕事をするのが嫌でしょうがない。
子どもをきちんと育てるのは親の責任だ。
友だちがいなくて自分はひとりぼっちだと感じる。
自分が親の面倒をみるのは当然のことだ。
自分が周りからどう思われるかがとても気になる。

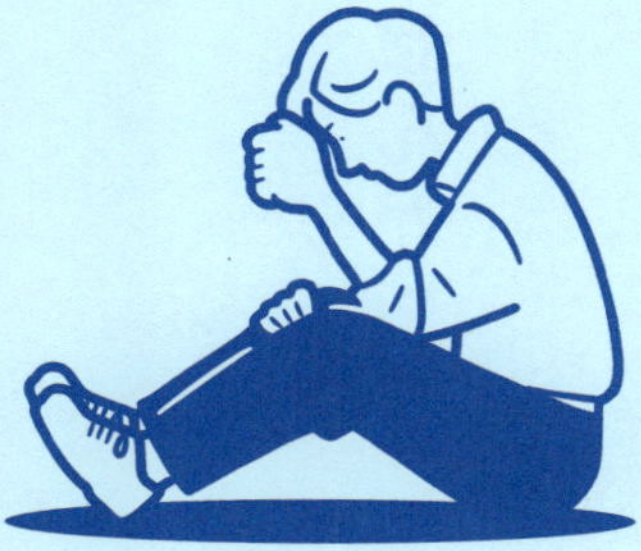

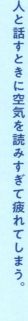

人との関係をスムーズにするために我慢したり、
家族のために自分を犠牲にしたり、
自分には価値があると思えず卑下したり、
社会や周囲の人と足並みをそろえようと無理したり……。

そんな窮屈な生き方はもうやめませんか？
みなさんはもっと自分を優先するべきです。

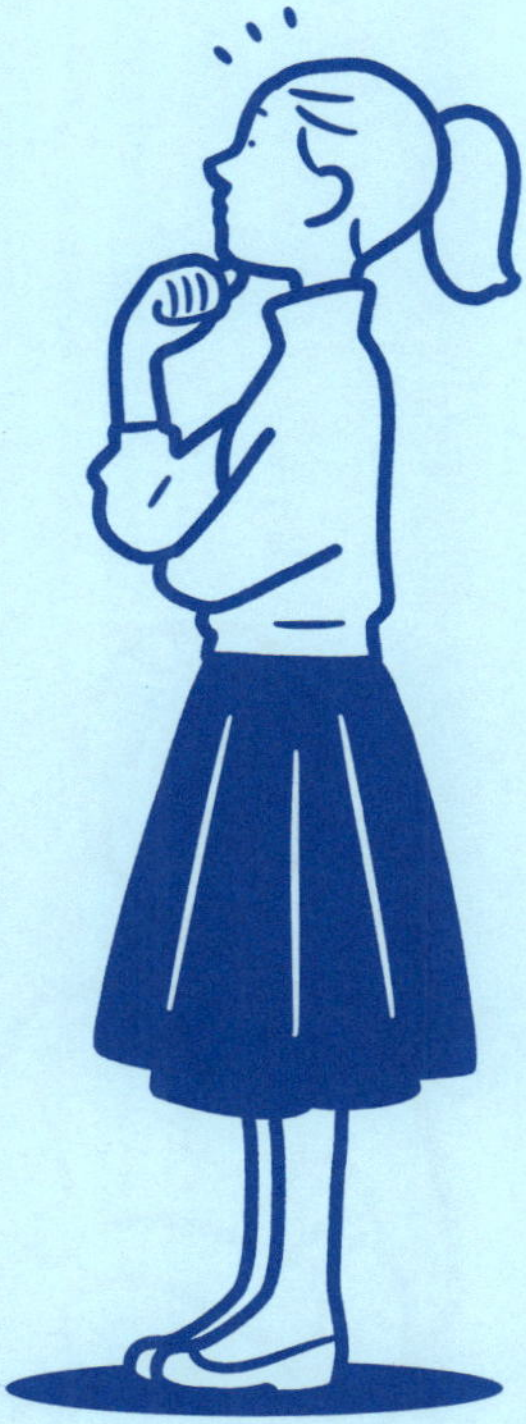

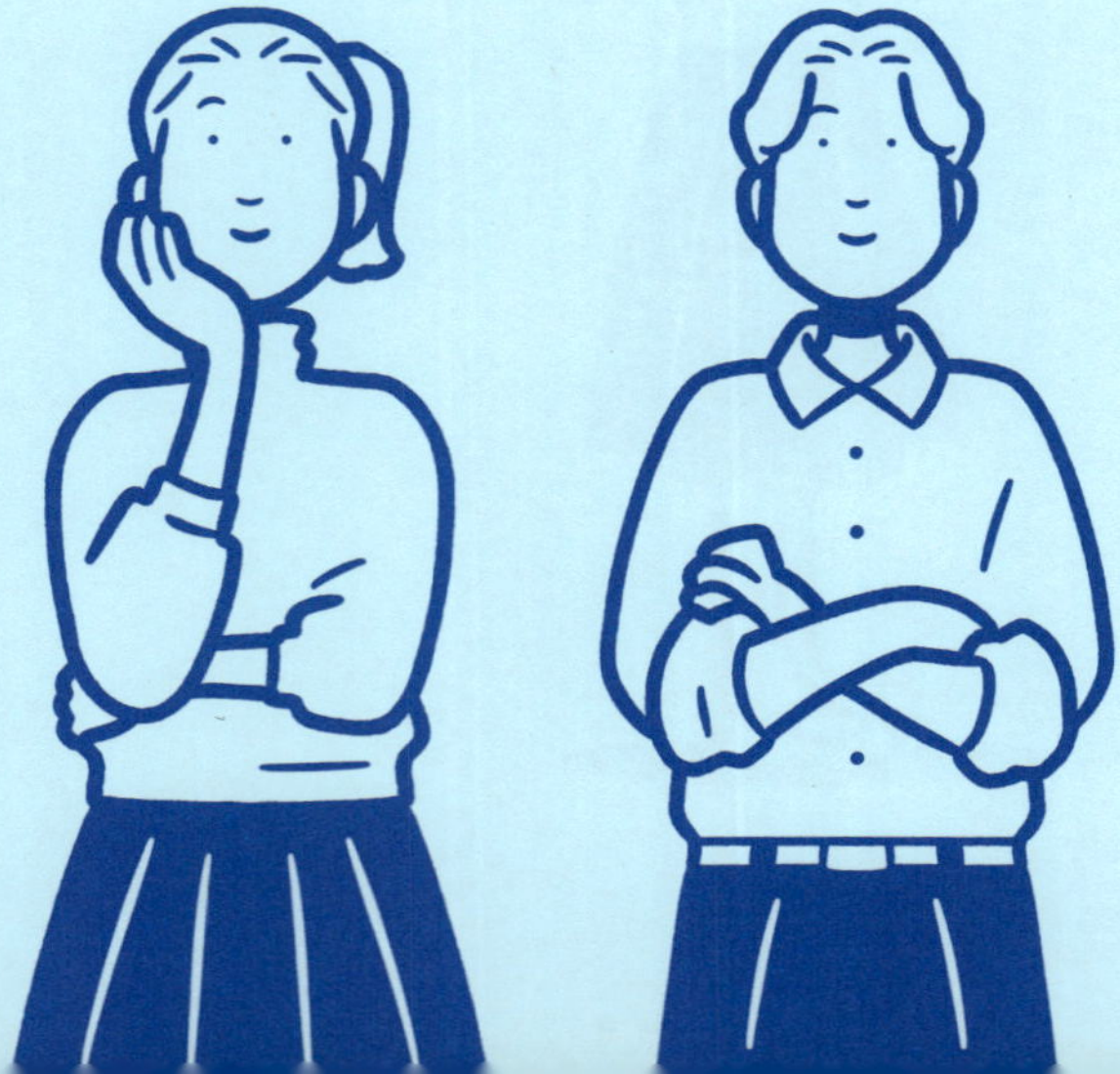

家族や他人のために尽くすことは尊いとか、
人に言われたとおりにしていれば問題が起きずにすむとか、
みんなと同じようにしていれば安心だと、

自分を見失ってはいけません。

他人や世間に惑わされず、
自分の心に従って生きることこそが、

心からしあわせを感じられる生き方です。

「○○しなければならない」という
思い込みを捨てて、
窮屈な日常から抜け出してください。

はじめに

生まれたときの純粋な自分に戻れば、人は幸福を感じられるのです

本当の自分に戻ってラクに生きる練習——。

この本のタイトルを見て「本当の自分って何？」と思ったかもしれませんね。

「今の自分はニセモノなの!?」と混乱した人もいるかもしれません。

私は、その問いかけはとても大切だと思います。

なぜなら自分の気持ちや意見を抑え込んで他人に合わせたり、親や先生が言うままに自分の進路を決めたりするのは、「本当の自分」を生きていることにはならないからです。そして、そこから抜け出すことで、私たちはしあわせになれるからです。

私はみなさんが本当の自分を見つけて、もっと正確に言うと本当の自分に戻って、毎日しあわせを感じられるお手伝いをしたいと思っています。

少し自己紹介をさせてください。

私はネパールで代々ヨガを教える道場に生まれ、幼いころから瞑想とヨガを学んでいます。

10代のうちに指導者となり、ネパールまで学びにくる世界各国の方々や、ネパールのロイヤルファミリーにも指導していました。現在は縁あって日本で、瞑想やヨガの講座を開いています。

私の講座にはさまざまな人がいらっしゃいます。

サラリーマンや自営業者、家庭の主婦、学生、会社経営者や著名人、スポーツ選手、芸能人など、職業も年齢、性別もいろいろです。そんな方々が一様につらい気持ちを抱えていらっしゃいます。

「ストレスが溜まりっぱなしです」

「職場で怒られることが多くて嫌になります」

「友だちがいないのはどうしてでしょう?」

「自分に自信が持てません」

「何をしてもうまくいかなくて嫌になります」


というような声をこれまでたくさん聞いてきました。


たしかに現代社会は複雑になりすぎていると感じます。

ヨガの起源までさかのぼること5000年前の世界であれば、人を悩ませることは少なかったはずです。生きるための食べ物を得て、家族が安全に暮らせることだけを考えればいい時代でした。


ところが21世紀の現代では、悩みの種は増える一方です。

お金、学歴、出世、学校や会社などの世間で生き抜くための人間関係、結婚、出産、個々人の生き方、医療の進化による死に方の選択、SNSでの誹謗中傷……。果てはＡＩが人の代わりに仕事をするようになって、人の存在価値さえ危ぶまれるとなると、悩みや不安が増えるのは当然です。

がんばればもっとしあわせになれる、これまで以上にもっとがんばって必要なものを手に入れたいと考える人もいるかもしれません。

でもこの「もっと」はきりがありません。いつまでがんばり続ければ充足感や幸福感が手に入るのでしょうか。過剰ながんばりを続けていては、自分自身の消耗につながらないでしょうか。

みなさんも、生きていくうえでのつらさや、周りから強いられる我慢、無言の圧力、自己犠牲といった、何かしらの苦しさが思いつくと思います。

そのせいか、「先生には悩みや不安はないのですか？」と聞かれることもよくあります。そして私の答えは「ＹＥＳ」です。

私は悩みや不安を感じることがありません。練習によって、自分で物事を選びとる強さを身につけているからです。

ヨガの考え方では、生まれたときの純粋な自分に戻れば、しあわせになれます。本来の自分に戻るだけで、人は幸福を感じられるのです。このシンプルな考え方が、「もっと欲しい、もっとしあわせになりたい」という考え方に疲れた人々に、受け入れられているのだと思います。

この本ではみなさんがしあわせに生きるために、自分らしく自由に生きるために、本当の自分に戻ってラクに生きる練習を紹介します。

目の前にある無数の選択肢からよりよい選択をして、毎日しあわせを感じ続けていただければ幸いです。

CONTENTS

STEP 2 自分を好きになる

STEP 3 自分の欲に気づく

STEP 2

ネガティブを追い払う

STEP 3

生きる目的を見つける

第3章 振り回されない練習

STEP 3

自分の意思を持つ

第4章 しあわせの見つけ方

STEP 1

しあわせの意味を考える

STEP 2

しあわせを満喫する

STEP 3

永遠のしあわせをつかむ

第5章 感謝が人を生きやすくする

STEP 1 ありがたみに気づく

STEP 2 心を純粋にする

巻末特典

すぐできる7つのしあわせ習慣

第1章

本当の自分に戻る練習

STEP 1

本当の自分を見つける

本当の自分は、頭で考えても見つかりません

人間関係で悩んだとき、仕事で行き詰まったとき、家族の世話に忙殺されて疲れ果てたとき、誰かが**「あなたは、あなたのままでいい」**と言ってくれたらとてもラクになると思いませんか？

「そうか、自分の思うとおりにすればいいのか」と肩の荷がおりて、気がラクになるはずです。

しかし、**そうした解放感は長く続かないと思います**。「自分の思いどおりにすればいいなら簡単だ、ラクだ」と思ったものの、改めて考えてみると「自分がどうしたいのか」がよくわからなくて、困ってしまうのではないでしょうか。

「自分はどうしたいのだろう？」

「自分のままってどういうこと？」

「自分ってどんな人？」
「自分はどんなことを望んでいるの？」

私たちは子どものころ、「これは何？」「あれは何？」「これはどういうこと？」と質問して、親からその答えを教えてもらいました。学校に行けば新しい知識がたくさん身につきます。現代では何か調べたいことがあれば、スマートフォンやパソコンでいくらでも検索できます。

そうして自分以外のことについてはだいぶ物知りになります。ところが、「自分のことについては、ほとんど何も知らない」という人が多いと思うのです。

「自分はどういう人間なのか？」
「本当の自分とは何か？」
あなたはわかっていますか？

「これは犬っていう動物だよ」とか、「昼と夜があるのは天体がこうなっているからだよ」「学校には校則があるよ」「1＋1＝2だよ」「国には法律があるんだよ」

という知識は、自分の外側についての情報です。自分の外側にあることは誰かに教えてもらうことができます。

ところが、自分の内側のことは誰も教えてくれません。

親に「本当の私ってどんな人？」と聞いたら親が答えてくれますか？　親友に「私が本当にしたいことは何？」と聞いても、友だちにはわかりません。

逆に、あなたは自分の親のこと、子どものことをすべてわかっていますか？　親友の本心や気持ちを１００％理解できますか？

自分以外の人のことをすべて理解することはできませんよね。

あなたのことは、あなたにしかわからないのです。

そのうえ人に合わせて生きたり、世の中の流れに身を任せて仕事をしたり、家族の要求に応じて世話をし続けていると、ますます本当の自分を見失っていきます。本来は、まず本当の自分について知るべきです。

「自分が何をしたいのか？」
「どう生きたいのか？」
「何をするとしあわせを感じるのか？」

自分のことがよくわかってようやく、自分の思うとおりに生きることができるようになります。

すると人間関係で絶対はずせないことが見つかったり、いまよりも自分に合う仕事があることに気づいたり、家族の世話をひとりでやるのは無理と判断して**よりよい方法を探し、前に進むことができます。**

人や世間に振り回されて疲れている人は、まず本当の自分を見つけることが大切です。

では、本当の自分を見つけるにはどうしたらいいのでしょうか？

くり返しになりますが、他人にはあなたのことはわかりません。

ですから、自分で自分に問いかけてください。

「私はどういう人？」
「本当の自分って何？」
「本当は何をしたいの？」
「どんなことをするとしあわせなんだろう？」

と、ただ自分にたずねてください。**一度だけでなく、何度でも自分に問いかけてください**。そしてその答えが見つかるまで**じっと待つのです。**

数時間で答えが見つかることもあれば、何日もかかることもあるかもしれません。あるいは数カ月かかるかもしれません。もっと時間が必要かもしれません。しかし、必ず見つかります。

ただし、答えを早く見つけようとして頭で考えてはいけません。あなたがいくら考えても、あなたがすでに知っていることしか見えてこないからです。

自分がどんな人間なのかがわからないから問いかけているのに、自分が知っていることのなかから答えを探そうとしても見つかるはずがありません。

ではどうすればいいのでしょうか？

答えは、**自分に問いかけてじっと待つことです。**

そうすると不思議と、いままで見えていなかったものが見えたり、思いつきもしなかったアイディアが浮かんだり、新しい気持ちが生まれたりします。自分に必要なものに出合えるのです。

例えば、いつも素通りしていた看板のある文字が突然目に飛び込んできて、自分が本当にしたい仕事のヒントが見つかるといったことです。

人と話しているときに、以前なら聞き流していたひとつの言葉がとても重要だと感じて、頭から離れなくなるというケースもあります。

そもそも「自分」とはなんだと思いますか？

自分とは何か、考えたことがありますか？

誰かと会話しているときに「私は○○です」「私は○○と思います」と言いますね。このときの「私」とはなんでしょうか？

私とは、言い換えれば自分ですね。自分とはみなさんの体、考え方、気持ちのどれを指しているのでしょうか？

「自分は自分で、心も体もひっくるめて自分だ」と思うかもしれません。日本では「心身ともに健康」という表現があるように、心と体が合わさったものが自分だと考えるのが一般的でしょう。

しかし、ヨガでは**「意識」**と**「肉体」**を**別物**と考えます。

そして「意識」のなかには、「思考」と「感情」があります。

ところが意識には目がないので、ものを見ることもできない、口がないので、食べることも話すこともできません。手もないので、何かを触ったりつかんだりすることもできません。

そこで私たちは、形のある**「肉体」という容れ物に自分の意識を入れて、自分の思いを実現**しているのです。

おいしいものを食べたいと思ったときに、口があれば食べて**味わうこと**ができるし、言葉を発して**人とコミュニケーションをとること**もできます。

スポーツを楽しみたいと思ったら、脚や、腕や視覚、聴覚、感覚を使って**全身でスポーツを楽しむこと**ができます。

人の役に立つことをしたいと思ったら、助けたい人に声をかけて何かしらのお手伝いをすることもできるし、寄付をしたいと思ったら、体を使って働いて、**お金を稼いで援助すること**ができます。

「意識である自分」が「肉体」という容れ物に入って自分を形のあるものにし、行動できるようにしているのです。

意識こそが自分だけれども、意識が欲することや願いは、肉体を通さないと実現できません。ですから、**自分の容れ物である自分の体を大事にすべきなのです。**私たちがヨガのポーズで健康を維持するのは、思ったとおりに行動できる肉体が必要だからです。

自分の思うとおりに生きるには、思いを叶えるツールである体を、いつでもベストコンディションに保っておくべきです。

このことを知ると、夜更かしして睡眠時間を削ったり、体が疲れているにも関わらずがんばり過ぎたり、空腹なのに何も食べなかったり、お酒を飲み過ぎたりすることはできなくなりますよね。

考えて、感じている「意識」と、それを包んでいる「肉体」。自分とは**そのす**

べてが混ざりあった存在であるという事実を、**何度も何度も**見つめてください。

そうすると、

「私は意識だけでは何もできない」

「私は体だけでは何をしていいかわからない」

ということに気づきます。

そしてここからが大切です。あなたはいま、「私」とは何かを頭で理解しましたが、それだけで「はい、OK！」とはうまくいきません。**実際に練習**し、あなたが自分で自分に問いかけ続けて、「なるほど、そうか！」と**腑に落ちることが必要**なのです。

そうなるまで練習を続けると、**自分が本当は何を求めているのか、自分はどうありたいと願っているのか**が、徐々にわかってきます。

いまの自分のありのままを見て、自分に問いかけていると、たいてい1カ月くらいあれば、自分とはこういうものだということがはっきりしてきます。

本当の自分を見つけるための瞑想法

ヨガでは、体の健康のためにヨガポーズを行って体を動かし、**心の健康のために瞑想を行います。**瞑想とはどんなものでしょうか？

「瞑想とは足を組んで床に座り、目を閉じて何も考えないこと」とイメージする人が多いのではないでしょうか。

みなさんのイメージはおおよそ正解です。

ですが、もっと正しく瞑想を説明するなら、**五感を閉じて（目を閉じて、耳をふさいで、嗅覚も感じず、味も感じず、体の感覚もない）、自分の心だけを感じることです。**

とても難しそうですよね。

実際に五感を閉じて瞑想できるまでには、たくさんの練習が必要です。

ここで、みなさんには「本当の自分」を見つけるための瞑想を紹介します。

本当の自分を見つけるための瞑想の練習

座ってラクな姿勢を取ります。床に座っても、椅子に座ってもかまいません。背筋をできるだけ伸ばします。肩の力を抜いて、体のどこにも緊張しているところがないように、リラックスして目を閉じます。

頭のなかで、次のように問いかけます。

「私とはこの体ですか？」

「私とはこの思考ですか？」

「私とはこの感情ですか？」

1日に1回、できれば20分くらい静かに座って、自分に問いかけてください。

この瞑想で重要なのは、「いまの自分」のありようをそのまま見つめることです。「ネガティブなことを考える自分はダメ」だとか、「腰が痛むのは昨日座ってばかりいたからだ」などと分析してはいけません。

私たちは考えることに慣れているので、「考えないでください」と言われても考えてしまうかもしれません。でもはじめはそれでいいのです。この瞑想をくり**返していくと、「こういうことだったのか！」とわかるときが必ず来ます。**「どうして、『いまの自分』を見つめるのか？」と疑問に思うかもしれませんね。

瞑想で「いまの自分」を見るのは、「現在」にこそ力があるからです。

過去のことを後悔しても、過去の栄光にひたっても、それは過ぎ去った時間のなかのできごとであって、いまを変える力はありません。

未来のことは思い悩んでも意味がありません。私たちはいまに生きているのですから、未来から力をもらうことはできません。

現在、いまこの瞬間にこそ、何かを変える力があるのです。

どんな自分になるかは、自分の意思で選べばいい

自分がどうなりたいのかわからないまま、無意識に「いまはイライラしている」とか「気持ちが安定しない」と感じている人はいませんか？　その状態では、

「私は仕事に縛られているから〇〇だ」
「子どもがいるから〇〇だ」
「パートナーがいるから〇〇だ」
「仕事の締め切りが迫っているから〇〇だ」

と、**周りに自分のすべきことを決められています**。無意識でも「みんなに合わせなきゃ」と行動しているときは、自分がどうなりたいか選ぶことができません。

どんな自分になりたいかは、自分の意思で選びとればいいのです。

自分がどうなりたいかを選ぶ権利は自分にあると知りさえすれば、

「仕事はあるけど土日はしっかり休もう」
「子どもと楽しい経験をしよう」
「パートナーにすべて合わせなくてもいいか」
「締め切りが迫っているけど睡眠はしっかりとろう」

と思い、状況にしばられず、自分が思うように行動できるようになります。

もしあなたが不安を抱えているとしても、「私はしあわせです」と言ってみてください。**どんな状況であっても、しあわせになりたいと思うのはあなたの自由です。**そして、あなたが「私はしあわせです」と言えば、**急には変わらなくても、少しずつしあわせな気持ちになり、環境に恵まれるようになっていきます。**

STEP 2

自分を好きになる

誰でも自分を好きになれる3つの言葉

あなたは自分が好きですか？

自分が嫌いですか？

「自分のことが大好き！」と言ったら、人から自意識過剰な人だと思われるんじゃないかと気になるかもしれません。でも、自分で思うのは自由です。**そのまま自分を好きでいてください。**

自分のことが嫌いだという人もいると思います。何をやってもうまくいかない、人より劣っている気がする、人とうまくしゃべれない、性格が悪い気がする、要領が悪くて不器用……。あるいは自分の容姿が嫌いな人もいるかもしれません。

いろんな理由はあると思いますが、

自分を嫌いになるのはやめにしませんか？

結論を先に言うと、**人は自分のことを好きになるべきです**。なぜなら自分が嫌いなままでは、いい選択ができないからです。

突然自分を好きになれと言われても、どうしたらいいかわからないかもしれません。そこで、誰でも自分を好きになれる、3つの言葉を使った練習を2つ紹介します。

鏡のなかの自分を好きになる練習

朝起きて顔を洗ったり歯を磨いたりするときに、鏡に映った自分の目を見て、次の3つの言葉を唱えます。

「私はあなたが大好きです」
「私はあなたを尊敬します」
「私はあなたを大切にします」

鏡のなかの人物に対して「あなたが大好き、尊敬する、大切にする」と言います。

本当の自分を好きになる練習

次の3つの言葉を1日のうちに何度でも唱えてください。

「私は自分が大好きです」
「私は自分を尊敬します」
「私は自分を大切にします」

声に出して言ってもいいし、心のなかで唱えてもいいですよ。
鏡のなかの自分とは違って、自分自身に向かって「自分が大好き、自分を尊敬する、自分を大切にする」と言います。

私たちは日ごろ、気づかないうちに自分を嫌いになる練習をしています。

仕事が進まないときに「こんな自分はダメだ」とか、子どもの行動にイライラして「また怒ってしまった」とか、友だちから来たメールの文言に腹を立てて「またイライラしてしまった」とか……。

すると**無意識のうちに、自分のなかにネガティブな感情が積もっていきます。**

だからこそ**意識的に、自分に向かってポジティブな言葉をかける必要があるのです。**

言葉のパワーなんて怪しげだと思いますか？

言葉には計り知れないパワーがあります。

自分を好きになるための3つの言葉を使った練習を紹介しました。

「私は自分が大好きです」
「私は自分を尊敬します」
「私は自分を大切にします」

言ってみましたか？　3つの言葉を言うだけで何かが変わるわけがないと思いましたか？　半信半疑な方が多いかもしれませんね。

そこで、私の講座に来ている生徒さんに、ポジティブな言葉とネガティブな言葉が与える影響について実験していただいた結果を紹介します。

言葉のパワーの実験

実験に必要なのはりんご2つです。

そのりんごを、温度や日当たりなどの環境がほとんど変わらない、離れたところに置きます。そして毎日、りんごに声をかけます。

1つのりんごには、朝出かける前に、

「あなたが大好き」

「あなたはかわいい」

「あなたは美しい」

「あなたを尊敬します」

「あなたがいるとしあわせ」

などポジティブな言葉を毎日かけ続けます。

もう1つのりんごには、毎日夜に1日のストレスをぶつけます。

会社の人が嫌だった日は、りんごに向かって、「あなたが大嫌い」。

街で人がぶつかってきた日は、「あなたは何を考えているの！」
嫌なことを言われた日には、「どうしてあんなことを言うの!?」
というように、毎日ネガティブな言葉をかけます。

実験を始めて5日たったころ、ある生徒さんのりんごに変化が現れました。

ポジティブな言葉をかけ続けたりんごは、**変化はありませんでした。**
ネガティブな言葉をかけ続けたりんごは、**腐り始めていました。**

同じ日に買って、ほとんど同じ環境に置いていたにもかかわらずです。違っていたのはかけた言葉だけです。

別の生徒さんは、同じ日に同じ鉢植えの植物を2つ買って、同じように実験をしました。

成長を続けている植物での実験結果はよりわかりやすいものとなりました。

ポジティブな言葉をかけ続けた植物は**新しい芽が出て元気に成長しています。**

しかし、**ネガティブな言葉**をかけ続けた植物は**しおれて、いまにも枯れてしまいそうでした。**

同じ日照条件で、同じように水をあげていたのにです。

「目に見えない言葉にそんなパワーがあるなんて、信じられない」と思ったら、ぜひ実験してみてください。

知識を得ただけでは「本当かな？」と思っても、実際に変化を体験すると腑に落ちると思います。

自分で実験してみると、りんごや植物に向かってネガティブな言葉をかけるのがつらくなってくるかもしれません。

りんごや植物がみるみる弱っていくのを目の当たりにすると、自分が毒を注入している気分になるからです。

もうこれ以上は毒を吐きたくないと思ったら、それを受け止めてネガティブな言葉をかけるのをやめてもかまいません。**自分のネガティブな言葉が与える影響がわかればそれでいいのです。**

言葉にはそれだけ大きな力があります。

ですから先にご紹介した「自分を好きになるための3つの言葉」はとても大切です。

「私は自分が大好きです」
「私は自分を尊敬します」
「私は自分を大切にします」

言ってみましたか？

ネガティブな言葉を浴びたりんごの末路

1日目

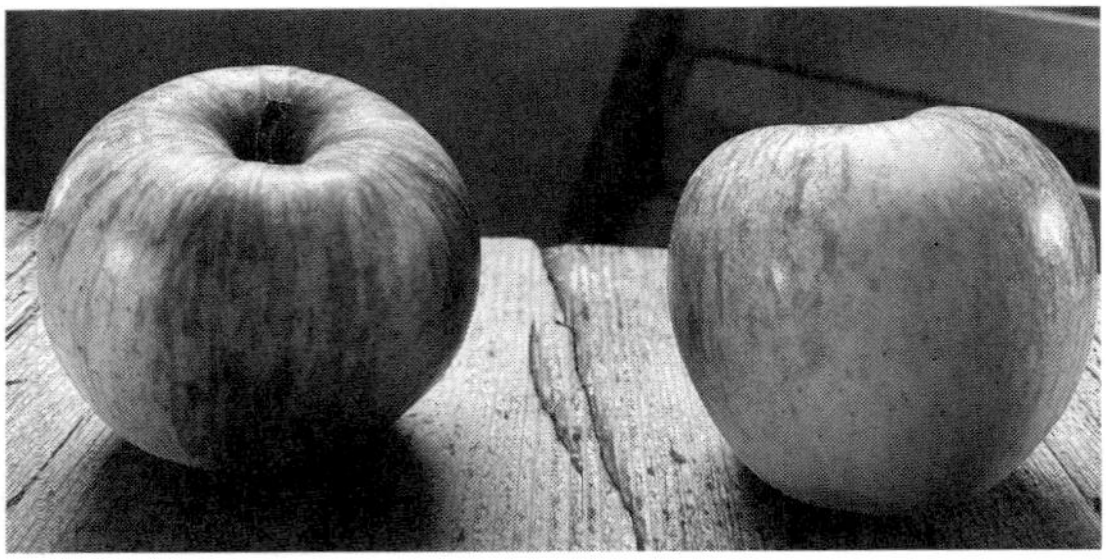

①9月6日　色も形もきれい

ネガティブな言葉

「本当にダメなりんごだね」
「最悪だね」

ポジティブな言葉

「大好きだよ」
「愛してるよ」

9月6日から9月20日までの15日間、2つのりんごを用意して実験を行いました。

「ポジティブな言葉をかけたりんご」と「ネガティブな言葉をかけたりんご」の変化を観察しました。

毎朝15日間、言葉をかけ続けました。

ネガティブな言葉をかけたりんごは5日後くらいから傷み始め、最終的にはどちらがネガティブな言葉をかけられたか明らかにわかるほど、傷みが激しくなりました。

傷んだ模様が、悲しい顔のように浮かび上がって見えます。

ネガティブな言葉をかけている最中は、自分自身もつらく、悲しい気持ちになりました。

5日目

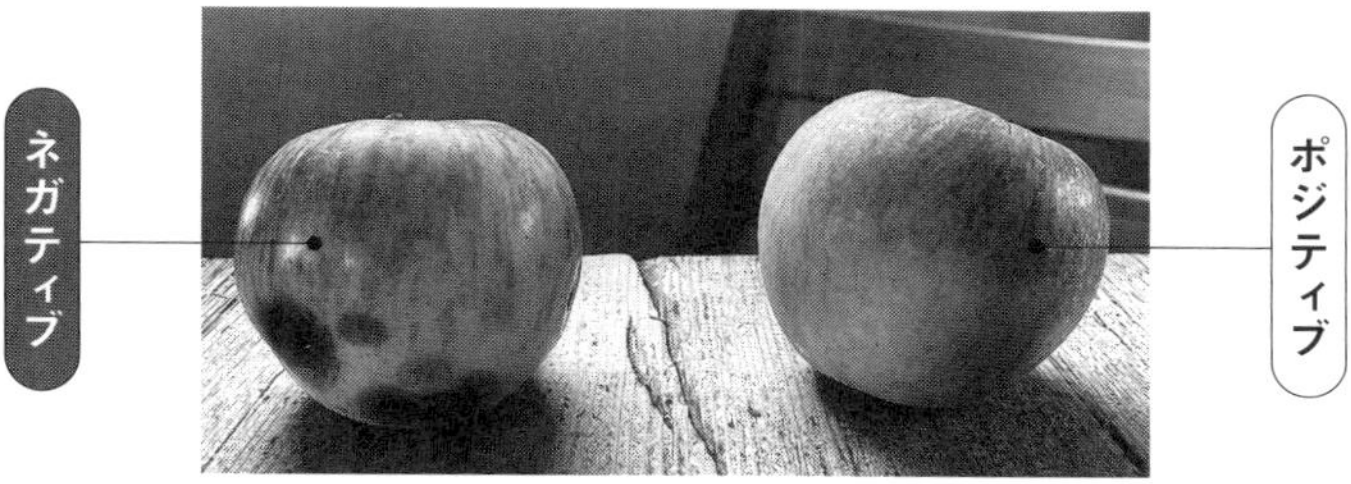

②9月10日　ネガティブな言葉をかけたりんごが傷み始める

10日目

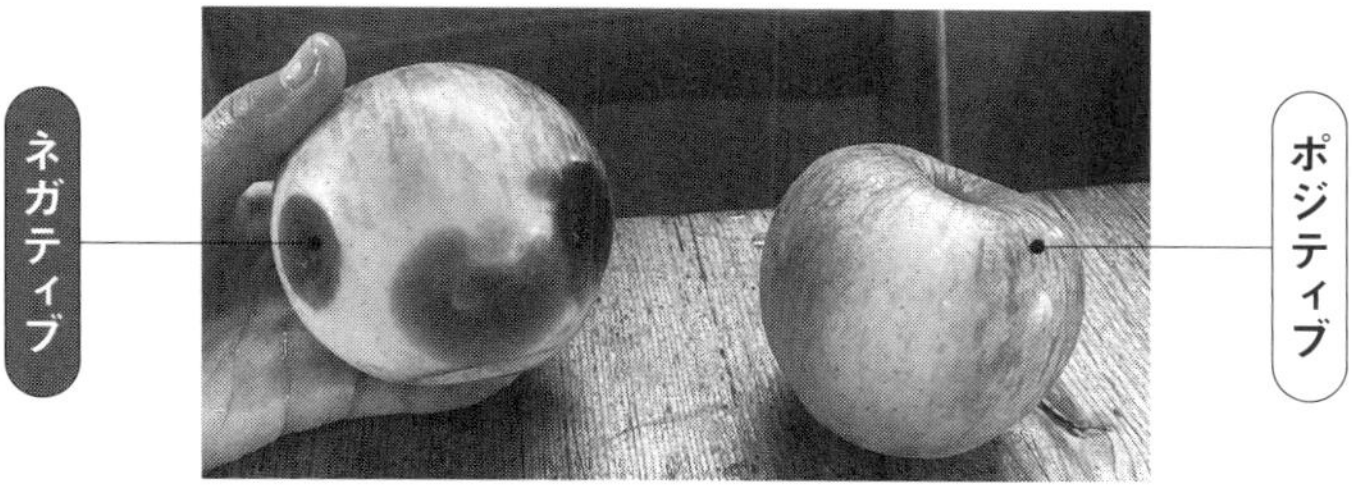

③9月15日　ネガティブりんごの傷みが激しくなっていく

15日目

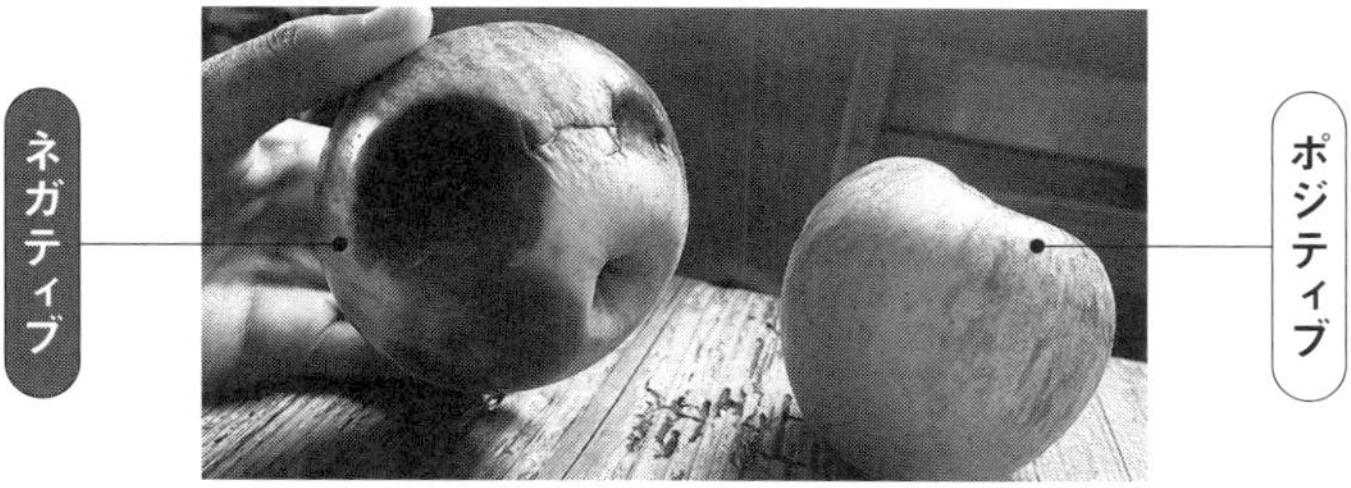

④9月20日　ネガティブりんごが完全に傷んでしまう

（実験・写真提供／ニーマルヨガ受講生：米澤可奈子）

実験
2

ポジティブな言葉でよみがえったポトス

ほぼ1カ月間、ポトス2鉢を、日当たりと水やりは同じ条件で、別の部屋に置きました。ポジティブな言葉をかけた鉢はイキイキしている一方、ネガティブな言葉をかけた鉢は5日くらいで成長が止まり、2週間で明らかに弱ってきて、1カ月足らずで枯れそうに。

言葉に植物を枯らす力があることを目の当たりにし、9月28日から、ポジティブな言葉で瀕死の植物が生き返るかどうか「よみがえりの実験」を始めました。

5日目あたりから茎が持ち上がり始め、6日目には茎も葉も上を向くようになりました。ポジティブな言葉には瀕死の植物をよみがえらせる力があることがわかりました。

1日目

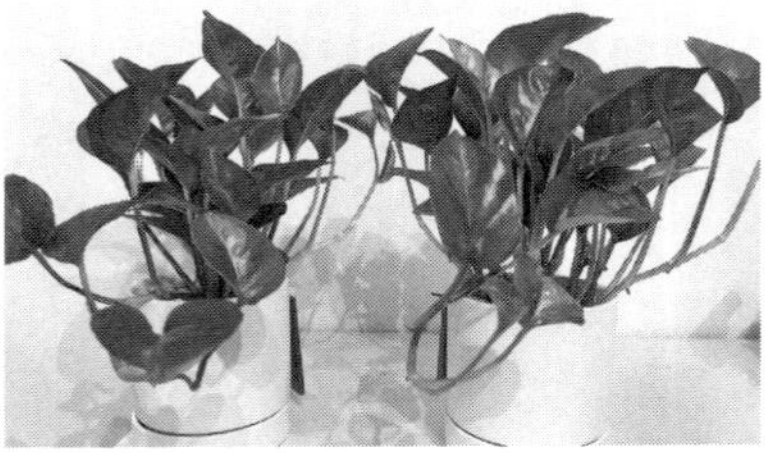

①9月1日　どちらも葉の大きさに大差なく艶があり、茎も上向きで元気よく茂っている

ネガティブな言葉	ポジティブな言葉
「あんたなんか大嫌い」	「かわいいね」
「見ているだけで吐きそうになる」	「大好きよ」
「早く枯れてしまえばいいのに」	「どんどん大きくなってね」

13日目

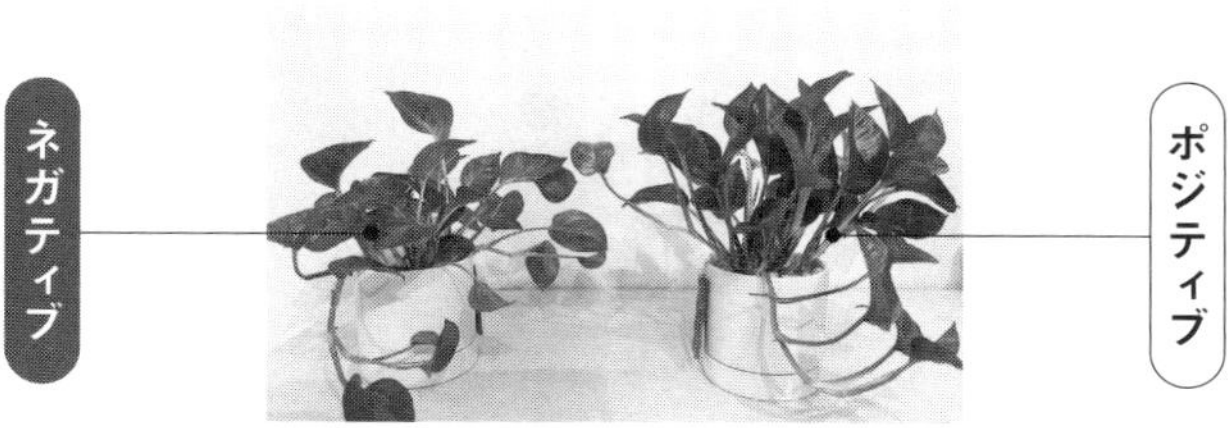

②9月13日　ネガティブな言葉を浴びた鉢は、茎を持ち上げる力が弱まり横に広がってきた

25日目

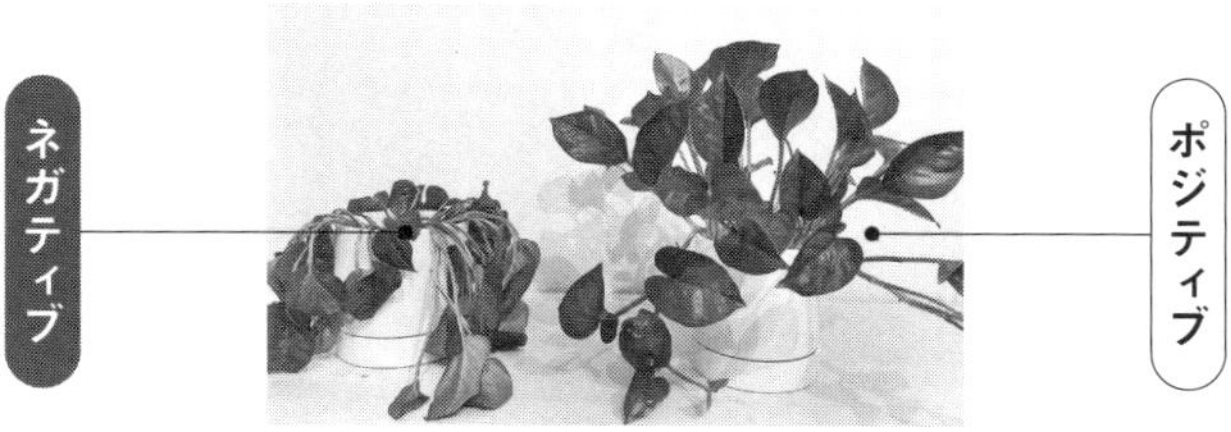

③9月25日　ネガティブな言葉を浴びた鉢は、1カ月足らずで枯れる寸前の状態

よみがえりの実験

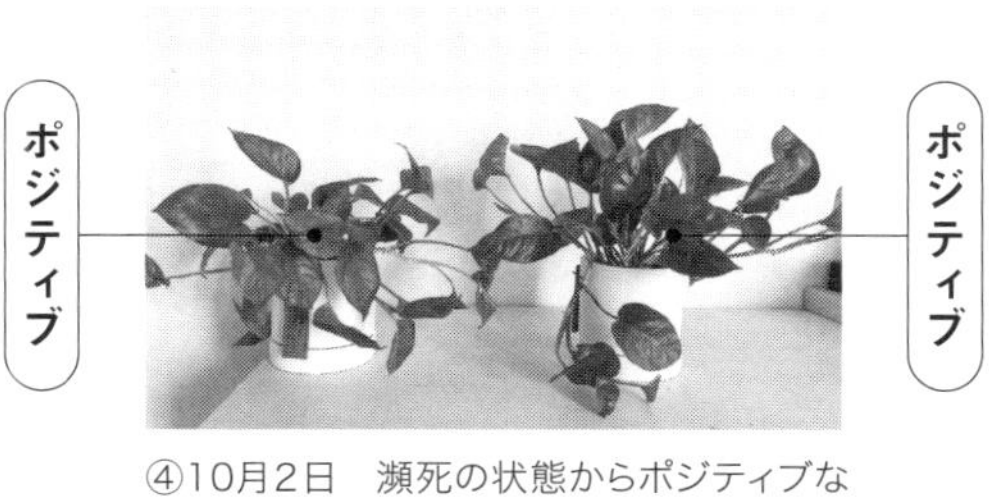

④10月2日　瀕死の状態からポジティブな言葉をかけ始めたら、茎も葉も上を向き始めた

1週間で明らかに生き返った！

ポジティブな言葉

「これまでひどい言葉を言ってごめんね」
「本当に大好きよ」
「早く元気になってね」

（実験・写真提供／ニーマルヨガ受講生：M・S）

STEP

3

自分の欲に気づく

あなたがお金を欲しい理由はなんですか？

思いどおりに生きればいいと言われて、「本当にいいの？　私は欲望の塊だけど……」と思う人もいるかもしれませんね。欲望が多いと、欲張りでがめつい人だと思われて、格好悪いと思うかもしれません。

そこでまずお伝えしたいのは、**「人には必ず欲がある」**ということです。

人間の欲は3つのカテゴリーに分けて考えます。その3つとは**「自己欲」「奉仕欲」「自然欲」**です。

「自己欲」とは、自分が食べたい、飲みたい、遊びたい、○○したいという自分のための欲。**波動が低く、暗闇のなかにいる状態。**

わがままで、自分のためだけの欲を満たそうとした結果、眠くなります。自分が何をしたのかよくわからないような、どんよりとした気分になります。病気になったとしてもわかりません。

「奉仕欲」とは、相手のため、社会のため、子どものため、従業員のため、人のためなど、自分以外のもののために何かをしたいという欲。**波動が激しくて、情熱を持っている状態。**

自分以外のものに自分のエネルギーを費やしてしまうので、自分を消耗します。朝から夜までがんばって、疲れたり病気になったりします。

「自然欲」とは、宇宙のなかで、自然のなかで生きている私たちが、すべきことをしようとする欲。みなさんが考える欲とは、少し違うかもしれませんが、これも欲のひとつだと考えます。**純粋で美しく、過剰な熱がない状態。**

執着心や利己的な欲を持たずに、やるべきことを自然と行うことができます。余計な思考やパワーを使わずにすむので、疲れることもなく心が安定します。

望ましいのは言うまでもなく「自然欲」です。

執着心や利己的な欲を捨てて、素直な心で自分がすべきことをしようとする。この素直な心を持つことこそが、**あなたが自分らしくいるために、しあわせになるために、持って生まれた自分の人生をまっとうするために、いちばん大切なことなのです。**

具体的な例を挙げて説明しますね。

「お金が欲しい」と思うのは、3つの欲のうちのどれだと思いますか？

自己欲？
奉仕欲？
自然欲？

答えは、どういう目的を持って「お金が欲しい」と思うかで違います。

自分が欲しいものを買うため、食べたいものを食べるためにお金が欲しいなら自己欲です。

家族のため、教育のため、寄付をしたいからお金がいくらあっても足りないと考えるのは奉仕欲です。

生活のためにお金がこれくらいあればいいなという線引きがあれば、それは自然欲です。

では、子どもを一流大学に入れたいと考える親はどうでしょう？

「子どもの将来のため」と言いながら、親が「優秀な子どもを自慢したい、自分が叶えられなかった夢を子どもに託す」という欲なら、奉仕欲と自己欲が混ざっているので、病気の元にもなり、心が落ちつかなくなると思います。

欲や願望はそれが欲しい理由や、それを叶えたい目的によって、自己欲にも奉仕欲にも、自然欲にもなり得るのです。

まずは、自分の意思を通そうとがんばってください

人はひとりで生きているわけではありません。

家族がいて友だちがいて、同僚がいて、社会のなかで生きています。毎日、誰かの意思に歩み寄り、社会のルールから大きくはみ出さないように、世間に合わせて生きています。

一方で、あなたに本当の自分が見つかったなら、それを貫くことも重要です。**自分のしたいことと、周囲の人、あるいは社会とズレがある場合はどうしたらいいのでしょうか。結論を言うと、無理に合わせる必要はありません。**

まずは人や社会の様子を見ながら、**自分の意思を通そうとがんばってください。**

相手のパワーが強いと、自分の思いどおりにならないこともありますが、仕方ありません。あるいは成り行きにまかせると、思いがけずに自分の意思が通ること

もあります。

人や、人の集団である社会を例に説明すると、感情が入って話が複雑になってしまうので、**天気にたとえて説明しましょう。**

私たちは、天気を支配することはできませんよね。今日は暑くなるのか、寒くなるのか、雨が降るのかを自分で決めることはできません。

そんななかで、私たちは天候に合わせて暮らしていますよね。寒ければ暖かい格好をしたり、雨が降りそうなら傘を持ったり、暑いときはハンディ扇風機を持って出かけたり。

天気は自分の思うとおりにならないけれど、自分なりに気候に合わせて、うまく調整しています。

人間関係も同じように考えれば、**私たちは人や社会にうまく合わせることが可能です。**

台風や大雪のときはどうしますか？　無理して出かけずに家にいるのがいい

と思いますよね。

人や社会とのつながりに置き換えると、どうしても合わせられない、自分では調整できない場合はがんばろうとせず、**無理に合わせなくていいということです。**

あるいは、大雨だったので傘をさして出かけたのに、雨も風ももっと強くなってずぶ濡れになってしまうことがありますよね。

そんなときは、濡れてしまったものはしょうがないと受け入れていませんか？

社会でもしょうがないと思って受け入れるしかないことがあります。

自分を殺してすべて相手や社会の言いなりになる必要も、逆に何がなんでも人や社会に合わせるものかと自分を貫く必要も、ありません。

確固とした自分を持ちながら、成り行きに合わせて自分を主張したり、ここは自分が引き下がったりと、**冷静に判断すればよいのです。**

自分の性格は変えられると思いますか？

みなさんのなかには、自分の性格が嫌で仕方がないという人もいるでしょう。性格を変えたいと思っているのにどうしても変わらないと、諦めているかもしれません。

しかし、**性格は変えられます。生まれつきだからしょうがないと諦めなくていいのです。**

あなたはいまの自分が自分だと思っているかもしれませんが、**いまの自分は「本当の自分」ですか？** いまの自分は、これまで生きてきたなかで、何かに合わせたこと、経験したことが積み重なってできた仮の姿ではありませんか？

自分の性格を変えてしまったら、自分が自分でなくなるんじゃないかと心配する人もいるかもしれませんね。でも大丈夫です。

あなたはどんなに変わっても、あなたですから。

STEP
4

自分の価値を知る

あなたの価値をお金に変える方法

お金至上主義ともいえる現代では、お金の問題は切実ですね。

いま、お金がなくて困っている人もいるでしょうし、「貧乏な家庭だったからいまの自分はこうなってしまった」と悔しく思っている人もいるでしょう。

しかし、自分はきっとお金で苦労するに違いないと**悲観することも**、この先もお金に恵まれず自分が望む生活ができないだろうと**嘆くこともありません**。なぜなら、あなたはいくらでも変われるからです。

周囲を見渡して、永遠にあるものと、永遠ではないものを探してください。

この先もずっと変わらないものと、時間の流れのなかで変わっていくものを見分けてください。そうすると、**世の中には変わっていくものがたくさんあること**

に気づきます。

天気は秒刻みで変化するし、周囲の人間関係も変わる、社会の動向も変わる。有名企業が倒産したり、円高が円安になったりと、経済も変化します。

そうして**世の中とは変化するもの**だと気づきます。であれば、世の中にいる自分もずっと同じでいるということはないのです。

あなたは、変われます。

「いやいや、これまで自分を取り巻く状況が変わったことなどないし、自分が変わったという感じもまったくない」という人がいるかもしれません。

それは**あなたが考えた結果、いまの状況を受け入れ続けてきた**からです。

人は自分の思考でできあがります。

仮にあなたが「貧乏な家に生まれて、お金がなくてずっと苦しんできた」と思い続けたら、何も変わりません。

あなたが「いまはお金がないけど、自分はお金持ちになれる。じゃあどうすればいいのか?」と考えたら、あなたは変われます。

自分に何かスキルはないか?
いま勉強していることはどんな仕事に活かせるか?
音楽の才能があるのか?
事業を始めたらどうだろう?
これまで経験してきたことを集約したら、ビジネスになるんじゃないか?

などと考えてみてください。

思考を大きく変えさえすれば、自分が変わります。

世の中は変化するし、あなたも変化すると言いましたが、あなたがこれまでに経験してきたことはいくら時間がたっても変わることはありません。
あなたの経験にはとても価値があります。

そして言うまでもありませんが、あなたの体には素晴らしい価値があります。

あなたの経験とあなたの体にとんでもない価値があると気づいたら、お金がないと嘆いている人に**足りないのは、それをお金に変える力だけ**だということがわかりますよね。

あなたの価値をお金にするには、毎朝座って目を閉じて「私はお金持ちです。私は豊かです。リッチ（お金持ち、豊か）になる力を与えてください」と唱えることです。

そんなことでお金持ちになるわけがないと思うかもしれませんが、宇宙や自然に向かって毎朝唱えると、あなたの思考が変わり、あなたの持っている価値が、お金を生み出すようになります。**毎朝やってみればわかります。**

持っているものを分け与えると、エネルギーが戻ってきます

お金は私たち現代人にはなくてはならないものなので、いくらでも欲しいと思いますよね。

なぜお金が欲しいのかというと、それはお金が**誰かとシェア（共有、分配）するとなくなるもの**だからです。人とお金を分けたらお金が減った、また誰かとお金をシェアしたらさらにお金が減ったとくり返していくと、どんどんお金がなくなっていくので、**お金を補充したい**と思うのです。

お金をシェアしている感覚はあまりないかもしれませんが、食べ物や服や車を買って売主にお金を渡すのもシェアしていることになります。

あなたのお金が商品の対価として売主に分配された結果、手元のお金がなくなります。お金に限らず物でも同じことです。ここにパンがあって人とシェアしたら減りますよね？　あなたの土地を人とシェアしたら減りますよね？　これが、

人が作った経済です。**人為的なものはシェアすると減ってしまうのです。**

その一方で、**シェアをするほど増えるものがあります。**

それは自然からいただくものです。例えば、りんごの種を1粒、土に埋めます。するとりんごが芽を出して、成長して数年後にはたくさんのりんごがなります。りんごの種を、土とシェアしたことで、りんごが増えるのです。またそのときあなたが酸素を吸って吐き出した二酸化炭素は、りんごの葉っぱが吸収して酸素を出します。りんごと私たちは二酸化炭素と酸素をシェアしています。

私たちの知識も同じです。**あなたの知識を誰かに教えたとしても、あなたの知識は減りませんよね。**愛はどうでしょう？　愛は恋人たちだけのものではありませんね。家族の愛、友だちとの愛、世界平和を願うのも愛ですね。みなさんは**愛もシェアしたら増えるもの**だと知っていますよね？

本来ならば、**シェアすると増える、自然に還元するためにお金を出すべきです。**

そんなことを言われても、「手元にお金がなくて困っているのに、自然環境を守るためにお金を出すことはできない」と思うかもしれません。でも**お金がなくても大丈夫です。**

あなたが持っているものから、何がシェアできるかを考えてみてください。

何ひとつシェアできるものがないということは、絶対にありません。あなたの知識、あなたの知恵、あなたの考え、あなたの気持ち、あなたの愛は誰とでもシェアできるものです。

人や動物に「愛しているよ」「かわいいね」と愛情を表現すれば、それは愛をシェアすることになります。

食べ物をシェアすることだってできますよね。

子どもや後輩にあなたが持っている知識を教えれば、それもシェアです。

誰かに、何かに、あなたが持っているものを分け与えると、相手からさまざまな形でエネルギーが戻ってきます。

そのエネルギーによって、あなたはお金持ちにもなれるし、しあわせや喜び、楽しみを感じることもでき、心が豊かになります。

人間が生きづらいのは、自由があるから

人間は自然界のなかでもっとも自由な存在です。そう言われてもピンと来ないかもしれませんね。

でも、自然界を見渡してみてください。

海や川の水は蒸発して雲になり、雨となって降り注ぎ、また海や川に戻ります。

それらは**自然の法則**で決まっています。

自然のなかで生きている動物は、決まった餌しか食べないし、決まった場所でしか生息できません。熱帯にいる動物は寒さには耐えられないし、寒冷地にいる動物は暑さに耐えられません。

もっというと、**自然界にあるものはすべてほかのもののために生きています。**

木になっているりんごを鳥が食べて、その鳥を小動物が食べる。小動物はもっと大きな動物に食べられる。では人間はどうでしょう？

好きなものを自由に食べて、行きたいところに行けて、

会いたい人に会って、やりたいことができます。

なぜ人間だけが自由なのかというと、**人間以外の動物や自然を守ることで「お互いさま環境」を維持する役割を担っているからです。**

自由と聞くと、とても嬉しいですよね？　でも、自由はときに厄介なものでもあります。選択肢が無限にあって、そこから何を選ぶか、どんな結果を招くかは、よくも悪くもすべて自分にかかっているからです。

何を食べるのも自由なので、ポテトチップスを食べ続けてもいいし、アイスクリームを好きなだけ食べても、お酒をいくら飲んでもいい。でも、そんな生活をしていたら糖尿病になったり、コレステロールが気になったりしますよね。

結婚でも、たくさんの人のなかからひとりを選んだのに、「相手を間違った気がする。離婚したい」となることがあります。

憧れの仕事に就いたのに、「思っていたのと違った。職場環境が悪すぎる」ということもあるでしょう。

自分で選んだのに、悩んだり、後悔したりするのです。

自由だからこそ、選択は難しいのです。そして自由だからこそ、自ら悪いほうへ悪いほうへと考えて、苦しくなってしまうのです。動物のように**「決められたこと」しかできないのであれば、「うまくいかない」ことを「自分のせい」と考える必要がありません。**人間は自由だからこそ苦しむのです。実際、**生き物のなかでうつ病になるのは人間だけ**だそうですよ。

でも話は逆なんです。私たちがよい選択をするには、「自分はダメだ」とか「自分にはできない、こんな自分は嫌」と思わないことです。

「自分は素晴らしい存在で、いろんなことができる」と知ってください。

「自分は素晴らしい」と思考をプログラムし直せば、よい選択ができるようになります。なぜなら、「素晴らしい自分」がした選択を「素晴らしいもの」にする力が自分にはあると思えるからです。自分はダメだと思ってしまう悪いくせは、これまでの人生でいろんなことが積み重なった結果でしかないのですから。

私たちはみんな、ネガティブとポジティブ両方の波動を持っています

自然界では、**すべてのものが波動を持っています。**植物も動物も、人間が作り出した機械でさえも、固有の波動を持って、それを発しています。

波動は目に見えないので想像しにくいかもしれませんね。ラジオの周波数を例にとるとわかりやすいでしょうか。

周波数とは波動を数値化したもので、ヘルツという単位で示されます。ラジオ放送はラジオ局が占有している周波数を使って電波を飛ばしています。ラジオは、ラジオの周波数をあなたが聴きたいラジオ局と同じ周波数に合わせることで、音声が聞ける仕組みです。

ラジオ局とあなたのラジオの周波数が同じになってはじめて、音声をキャッチ

できるのです。

これを人間の波動に置き換えて考えてみましょう。

それぞれの人が持っている波動は、ラジオの周波数のように数値化することは難しいですが、ラジオ局の周波数とラジオが同じ周波数になると音声が聞こえるように、**近い波動を持っている人同士は、互いに響き合います。**

あなたがイライラしていれば、イライラした人を引き寄せ、あなたが不安なら、不安な人を引き寄せます。

その結果、あなたのイライラや不安はさらに増幅するのです。ネガティブな思考はネガティブな思考を引き寄せてしまうのです。

逆に、あなた自身が**ポジティブな波動**を持っていると、ネガティブな思考と共鳴しないので、近くで誰かがイライラしていても、不安を抱えている人がいても、あなたにはまるで影響しません。

しかもポジティブな波動を発していると、**同じ波動を持った人を引き寄せるこ**

とができるので、ポジティブの上昇スパイラルに入れます。

「自分がポジティブになればいいのはわかるけど、ポジティブになれないから困っている」ということもあるでしょう。

でも、ちょっと考えてみてください。あなたは1日中ずっとネガティブですか？　そんなはずはありません。

ネガティブな思考しか持ってない人はいないし、ポジティブな思考しか持ってない人もいないのです。

「仕事がつらくて、会社にいるときはネガティブ思考だけれど、家に帰ったら家族に優しくなれる」とか、「友だちと会っているときだけはポジティブになる」「好きなことに没頭しているときは楽しくてしょうがない」ということがあると思います。

ひとりの人のなかに、ネガティブもポジティブもあるのです。

「自分はネガティブだから、何をやってもポジティブにはなれない」とは思わないでください。

自分のなかにあるポジティブな気持ち（食べているときはしあわせ、音楽を聴いていると元気になる、スポーツするのが楽しい、ヨガや瞑想が好き、推し活が大好き、子どもの笑顔を見るとしあわせを感じるなど）を見逃さずに持ち続けていれば、**ポジティブな波動は必ず広がっていきます。**

ポジティブになれる行動を増やしたり、ネガティブな気持ちになったら楽しかったことを思い出したりして、**自分がポジティブな気持ちでいる時間を増やす工夫をすればいいのです。**

自分に自信を持つことはとても大切なことです。自分を信じて行動できれば、どんなこともできるからです。

あなたが存在していることに、絶対的な価値があります

自分を信じられず、自分に自信が持てなかったら、自分の意思に従って行動するのは難しいのではないでしょうか。

もしいまの自分に自信が持てないなら、どうして自信が持てないのかを考えてみてください。

自信が持てないのは、いつも間違った選択をしてしまうから？
学校の成績が悪かったから？
人よりも収入が少ないから？
友だちがいないから？
何をやってもうまくいかないから？
きょうだいにコンプレックスを感じてきたから？
家庭環境がよくないから？

自分の容姿が嫌いだから？

仕事ができないから？

どうですか？　何か心当たりがありますか？　これらに共通しているのは、自分と人を比べて、自分が人よりも劣っていると感じている点です。

人よりも優れていなければ自信を持ってはいけないのでしょうか？

答えはＮＯです。

あなたが存在しているからこそ、自然や家族、友だちや仕事、社会など、この世のすべてのものが見える、感じられる、触れられることに気づいてください。

あなたが存在していることには、絶対的な価値があるのです。

あなたが**朝目覚めて、今日も元気だと思えることは**、とても素晴らしいことです。**心臓が動いていて、体も自由に動いて、感覚も意識もいつもどおり**というのは奇跡に近いのです。
「まだ若いんだから、いつものように目覚めるなんて当たり前じゃないか」と思うかもしれません。ですが、突然死する人は年齢にかかわらず意外と多く、世界を見渡したらたくさんの人が突然亡くなっています。

あるいは命こそ奪われなかったとしても、突然の病で自由に体が動かせなくなることも、意識障害が起きて目が覚めないこともあります。不慮の事故にあって明日は生きていない可能性もあります。

今日も元気に目覚められるのは、とてもありがたいことです。
あなたがいま元気に生きていることは、それだけで非常に尊いのです。
自分が生きて存在している価値に気づいてください。
人と比べる必要はありません。
自分は劣っていると自信を失わなくていいのです。
生きている人には絶対的に価値がある。ただそれだけです。

それでも自分には価値がないと思い、自分に自信が持てないのなら、まずは自分を好きになってください。

自分には価値があると思えないのは、自分を愛していないからです。

自分を愛してください。

そして、自分を信じてください。

人と比べるのではなく、ありのままの自分を愛し、自分が持っている力を信じてください。

「自分が嫌い」「自分は何をやってもダメだ」と思っていたら何もできません。

自分を信じて、自分が本当にしたいことをする、自分にできることをすればいいのです。

第2章

不安をなくす練習

STEP
1

不安を認める

不安という感情は人間のＤＮＡに刻まれている

あなたは、何に対して不安を感じますか？
誰かに何かを言われて、感情が不安定になるのでしょうか？
過去のできごとを後悔して、気持ちが動揺するのでしょうか？
これから起きる未来のことが心配ですか？

心が安定しない、悩みが尽きない、将来のことが心配で仕方がないのはあなただけではありません。この世に不安を持たない人間など存在しません。人間が不安を感じるのは当然のことなのです。

あなたの周りにいる心が強そうなあの人も、いつも威張っている上司も、優秀で完ぺきに見える友人も、みんな不安を抱えているのです。

たとえ名声やお金を得たとしても、
人はいつでも心に不安を抱えています。

私は指導者として、これまでにネパールを皮切りに、タイ、韓国、アメリカ、オーストラリア、日本など世界20か国以上で、体を整えるヨガポーズや、精神や感情を鍛錬するための瞑想を教えてきました。

私が指導してきた方々のなかには**社会的地位が高い人も、お金持ちの人も、経営者もたくさんいます。**不安や悩み、心配事とは無縁に見える人でも、**もっと穏やかな心で過ごしたいと願い、心の安定を求めて学んでいるのです。**

気持ちの振れ幅に差はあるにしても、こうした不安は誰でも抱えています。ですから、自分は人より弱いとか、劣っていると卑下しないでください。

気持ちが安定して見える人、ストレスに強そうな人、迷いや悩みがなく堂々とした雰囲気の人もいるでしょう。そんな彼らでも、**不安な心は必ず持っています。**

高収入で家族にも恵まれていて順風満帆に見える人が、深刻な悩みを抱えている可能性だってあります。

なぜなら不安という感情は、人間のＤＮＡに深く刻み込まれているからです。
ヨガが生まれた５０００年前の世界――。
現代のようなテクノロジーは存在せず、人と自然とのつながりがいまよりもっと深いものでした。

先人たちは、自然を見つめ、深く観察しました。

彼らは夜空に輝く星を観察するうちに、太陽や月、星々と、自分たちがいる大地との関係に気づきました。そして天空にはもっと広く、暗い空間があることを確信しました。

天空の広く暗い空間とは、宇宙のことです。

宇宙空間に広がる終わりのない暗闇は、古代の人々を不安にさせました。

その古代人の「不安」という心の状態はＤＮＡに刻まれ、現代の私たちの心にも受け継がれているのです。

心にいつも不安があることを認めてください

心の大部分を不安が占めていては、苦しいものです。
不安な気持ちの傍らにいくらか楽しいことがあったとしても、楽しさは不安にかき消されてしまいます。

心が不安でいっぱいだと、ちょっとのことで激しく動揺してしまうでしょう。
不安はネガティブな気持ちを引き寄せるので、自分の身に何か悪いことが降りかかるのではないかと、余計な心配をしてしまうかもしれません。

でも考えてみてください。

いま心の8割を不安が占めていても、
それを5割に減らせたら、心が軽くなると思いませんか？

あるいは2割、1割、それ以下に減らせたら、もっとラクに、しあわせに、前向きになれると思いませんか？

不安は無理になくそうとしなくていいのです。

不安を小さくするにはまず、

「私たちは誰でも不安を抱えている」ことを肝に銘じてください。

自分の心にはいつも不安があると知り、自分には不安定な気持ちがあると認めて、不安を受け入れてください。「自分が不安を抱えた人間だとは思わない。そんなに弱い人間ではない」と思っているうちは、不安とうまくつきあえないからです。

次に、**いまの感情、いまの環境、たったいま目の前で起きていることに全力で集中してください。**

そうすると過去を後悔して不安になることや、将来を心配する気持ちが自然と消えていきます。

過去の出来事や感情をいくら振り返っても、それらを別のものに上書きすることはできません。

どうやっても変えられないことをくよくよ考えても仕方ありませんよね。過ぎてしまった時間に戻ってやり直すことはできないので、**執着しないようにするということです。**

では未来のことはどうでしょう。

将来のことを考えるのは悪いことではありませんが、「このままでは、老後のお金が足りない！」「親が弱ったらどうすればいいの？」と**不安を先取りしなくていいのです。**

未来は、いまあなたが過ごしている時間の延長線上にあります。

いま不安だとか、自分はダメだと思っていたら、その先に希望はやってくるでしょうか？　未来にとっていちばん大事なのは、**いまを精一杯しあわせに生きることなのです。**

過去の思い出を捨てろとか、将来の夢や計画を考えるのがいけないという意味ではありません。

過去への執着と、まだ何も起きていない**未来への不安**をなくすだけで、いまのあなたの不安がだいぶ小さくなるはずです。

そのためには、とにかく「今できること」に集中することが大切なのです。

あなたはイライラするために存在するのですか？

さて、一瞬で嫌な気持ちを変えるには具体的にどのようにしたらよいのでしょうか。

人は誰でもイラッとすることがありますよね。**イライラするのは悪いことではありません。**だって、不本意なことが起きたら、誰だってイライラするからです。人間はそのように出来ているのです。とはいえ、イライラした気持ちを長く引きずりたいと思っている人はいないと思います。それでも、イライラの矛先をどこに向ければいいのかわからず、気持ちがおさまらないのが問題なのです。

イライラしている自分よりも、穏やかな自分でいたほうが、心が安定するのではないでしょうか。

こんなとき、どうすれば穏やかな気持ちに戻れるでしょうか。

イライラを消す練習

イライラすることがあったら、こう自分に問いかけてみてください。

「私はイライラするためにここにいるのか？」


あなたはどう答えるでしょうか。

イライラや怒り、憤りが最高潮に達しているときは勢いあまって「そうだ。イライラするためにここにいる」と思うこともあるかもしれませんね。

でも、「私はイライラするためにここにいるのか？」と自分に問いかけた瞬間に**ハッとして感情が切り替わり**、「本当は私はイライラするためにここにいるわけじゃない」とわかるはずです。すると、イライラしている自分がバカらしく思えてくるはずです。

「そんな簡単なことでイライラしなくなるわけがない！」という声が聞こえてきそうですが、「うそだ、信じられない」と思ったら、**イライラしたときに試してみてください。**

1回目は頭に血が上って自分に問いかけることができないかもしれません。2回目もうまくいかないかもしれません。でも3回目は少し落ち着きを取り戻せるでしょう。4回目にはイライラしてもすぐに頭が切り替わる可能性が高いです。

くり返し、くり返し練習し続けていくと、「あんなにいつもイライラしていた自分は何だったのだろう？」と**不思議に思うほどイライラが消えていきます。**

どうしてイライラが消えるのでしょうか？

それは「私はイライラするためにここにいるのか？」と**問いかけた自分**に、「イライラするためにここにいるわけじゃない」と**答える自分**がいるからです。

自分のなかに2つの人格があるという話ではありません。イライラする状況に直面して**一時的に視野が極端に狭くなっている自分**の問いに、本当はもっと**広い視野で状況を見渡せる「本当の自分」**が助言してくれるのです。

「そんなことは気にしなくていい。自分がここにいる理由はイライラするためではないよね？」と。この問いかけは、嫌な気持ちになったときはいつでも有効です。

「誰かとケンカするためにいるのか？」――そんなことはバカらしい

「ウソをつくためにいるのか？」――自分は正直な人間でいたい

「自分を否定するためにここにいるのか？」――自分には価値がある

「人を妬むためにいるのか？」――人は人、自分は自分でいい

いつでも自分に問いかけ、広い視野で世間や自分の心を見て、こんなことのために生きているのではないと気づいて欲しいのです。

こうしたことをくり返していくと、心は穏やかになっていきます。

煩わしいと感じることが減り、嫌だなと思うことが減り、誰もが自然とポジティブな考え方をするように変わっていきます。

将来の不安を感じるのは、悪いことではありません

人には、いまよりよくなろうとする機能が備わっています。

ですから、誰にも「今日も新しいことが学べるのではないか?」という気持ちがあります。誰でも「明日は今日よりもいい自分になれたらいいな」と思っているのです。その気持ちを持ち続けた先に、成長があります。

私たちのご先祖さまも、「もっと街がよくなったら、もっと道路がよくなったら、もっと人がよくなったら」とずっと考えてきたと思います。

現在に生きている私たちも同じことを考えています。

あるいは100年後に生まれてくる子どもたちも同じことを考えるはずです。

どうやってこの世をよくしようかと。

人はいつでも、いまよりもいい未来を、明るい未来を考えるのです。

それはとても自然なことです。

私たちは本能的に「明日は今日よりもいい日にしよう」と考える一方で、現実問題として「貯金が減ったから節約しよう」とか、「病気にならないように気をつけよう」と、将来のリスクを減らす努力もします。

リスクを避けるために先を見通して、**ある程度の不安を持つことは必要ですが、その不安が大きくなりすぎるのは問題です。**将来に備えることにばかり気を取られて、いま目の前にあることがおざなりになってしまうからです。

いま目の前にある問題について、どうやって自分を守るか、どうやって望ましい状況に整えるか、**いま自分は何をするべきなのか**を考えるのが賢い解決の仕方です。

先のことを心配し過ぎて完ぺきに備えようとすると、それだけで疲れてしまいます。未来に備えて使うパワーを、**いま目の前にある問題を解決**するために使ってください。みなさんはいまを生きているのですから。

STEP 2

ネガティブを追い払う

嫌な思い出は、紙に書いて火で燃やす

誰にでも、後悔することがあると思います。

「あれをしなければよかった、あれさえできていたらいまの自分はこんなふうになっていなかった」と……。

あるいは嫌なできごとが頭から離れないこともあるでしょう。

例えば、受験で失敗した、配偶者の選び方を間違った、希望した仕事に就けなかった、ギャンブルで借金をしてしまった。親や教師、友だちにひどいことを言われた、仲間はずれにされた、いじめられた……。

過去を悔やむ気持ちが強くて、いまの自分が迷うこと、不安に思うことがあるのではないでしょうか。

いまをよりよく生きるためにできることが2つあります。

1つは、後悔していることを「人生の勉強になった、いま思えばよい経験だった」と思うことです。

時間を戻して過去を書き換えることはできませんが、「過去の出来事をどう捉えるか」はいくらでも変えられます。あれはよい経験だったと、思考を転換できれば問題は解決します。

もう1つはきれいさっぱり忘れることです。

しかし、嫌な思い出を忘れることは難しいかもしれません。考えてもしょうがない、考えたところで何も変わらないことは忘れてしまうのがいちばんですが、悪い印象が強すぎて、どうやっても忘れられないことはあるでしょう。そんなときには、**「火で燃やす」という方法があります。**

適切かはわかりませんが、わかりやすい例として、「夫が大嫌いになって離婚したある女性の後日談」を例にとって説明しましょう。

彼女は「別れた夫の顔なんか、もう見たくない！」と言いながら、元夫の顔を覚えていて忘れることはありませんでした。カフェで友だちと「男なんてロクなもんじゃないね」と話しながら、「男なんて」とは元夫のことを言っているのです。

決して近くにいるいい男の話ではないですよね。

忘れたいと思っているのに忘れられない。忘れようとしても頭から消えない。

それで、頭や心のなかにいる元夫の顔を見ないふりをしたり、嫌な気持ちを抑えたり、考えないように心にフタをするのはよくあることです。

でも、見ないふりをするのは、逃げているだけです。そのときはラクになりますが、それでは解決にはなりません。**「見ないふり」をするのではなく、思い出をきれいさっぱり消し去る必要があるのです。**

ここで「火で燃やす」方法を使います。

忘れたいことを火で燃やす方法

紙とペンをテーブルに置き、椅子に座って、これから紙に書く内容を考えます。書き始めたら、最後まで一気に書くのがルールなので、何を書くかを先に考えておきます。

何枚になってもいいので、思い浮かんだことをすべて一気に書きます。

気がすむまで書いたら、書いた紙をくしゃくしゃに丸めます。

そしてすぐに、可能なら外で火をつけて燃やしてください。

この場合、紙に書くのは元夫とのつきあいの経過や、そのときの気持ちです。書く内容は、例えばこんな感じです。

元夫の名前。
何年の何月からつきあって、何年の何月何日に結婚した。
何年の何月まで楽しいことがたくさんあった。
言い争うようになった原因は○○。
私がお願いしたことをしてくれなくて腹が立った……。

などなど、小さなエピソードでも、些細なことまで思い浮かぶことをすべて書ききります。**途中で書いたことが間違っていないか確認したり、読み返したりしてはいけません。**

会社の上司が嫌でたまらないなら、上司のことを事細かに書いてください。いじめられた経験を忘れたいなら、いじめた人のことと、いじめられたことを書いてください。

過去の恋愛がトラウマになっているなら、そのことを書いてください。

あなたが忘れられないことを書き連ねて、その紙を火で燃やすのです。

どうして火で燃やすのかというと、**あなたの嫌な気持ちにはエネルギーがある**からです。あなたが書いた紙には、その嫌な気持ちのエネルギーが込められているので、燃やして灰になれば、その灰の中にエネルギーが移るのです。そうするとあなたのなかにあった嫌なエネルギーが、なくなってすっきりします。

ですので、**書いたらすぐに燃やすことが肝心です。**

紙を丸めてゴミ箱に入れておしまいにしたら、部屋に嫌なエネルギーを置いていることになるので、意味がありません。

ネパールならお寺に行って燃やしますが、日本では難しいですよね。

どうしても外で燃やせないときは、ドアや窓を開けて煙が流れるようにしてから、台所のシンクでマグカップやお皿に丸めた紙を入れて燃やしてください。くれぐれも火傷や火事に気をつけて。**燃えきったら灰は水で流します。**

これを試しても問題が解決しないときは、もう一度同じことをします。

この方法を何度も講座で教えてきましたが、1回、2回では忘れられなかった人も、3回すると問題が解決しています。

どうしても忘れられないことがあるなら、試してみる価値は十分にあります。

4日でタバコがやめられて20年続いている禁煙法

「お酒がやめられない」「タバコがやめられない」「ポテトチップスがやめられない」「甘いものがやめられない」と困っている人は、けっこういるのではないでしょうか？

やめたいのにやめられない、ストレスが溜まるとつい口にしてしまう……。習慣になっているからどうしようもないと思いますか？

本当にやめたいなら、やめる方法はあります。

イギリスから来た私の友人が４日でタバコをやめたエピソードを紹介しましょう。

彼が「イギリスではタバコが高いから、もうタバコをやめたいんだよね。ヨガや瞑想でタバコをやめる方法はない？」と言うのです。

そこで私はまず、彼がタバコを吸う姿を観察しました。彼は無意識にタバコを吸います。私の前では迷惑になると思って、横を向いて煙を吐き出して、スパスパ吸います。そして「もう吸い終わった」と言います。

私から見ると、彼は何か急いで吸っていて、**まったくタバコを楽しんでいるようには見えませんでした。**

そこで私が「あなたはタバコを楽しんでいないから、まずは楽しく吸って欲しい」と言うと、彼は「やめたいのに何を言ってるの？」と訳がわからないようでした。

私は彼に次のように言いました。

「タバコを口にくわえて、ライターを点火して、タバコに火をつけて、ひと吸いしたら『おいしいなー』と意識的に感じて、そして『いい酸素を吸っているなー。いいニコチンを吸っているなー。黒い煙が体に入っていくなー。これで体がダメになっているなー』と意識して吸って」

彼はまったく信じられないという顔で「1本吸うごとにそれをやるの？　本当にそれでやめられるの？」と聞き返してきましたが、まあやってみるかという感じで、私の言ったとおりにタバコを吸うようにしました。

すると**翌日には、吸うタバコの本数が半分になりました**。彼は「もうタバコをやめたい。なんでずっと吸っているんだろう？　もうここでやめる」と言うので、**私は無理にやめたらダメだよと何回も言いました**。「もっといっぱい吸って欲しいのになんで半分にしたの？」とも言いました。

でも、彼はもう吸いたくないとはっきり言ったのです。３日目、４日目はまだ吸っていましたが、５日目には完全にタバコをやめました。

それから20年たちましたが、彼はまったくタバコを吸っていないそうです。

彼がタバコをやめられたのは、タバコを吸っているときに毎回「これはよくない、ニコチンたっぷりの煙が体に入って体に害があるな」と**意識した**からです。

習慣でなんとなくタバコを吸っているときは、何も考えていませんよね？　しかし、タバコを吸うたびにいちいち意識するようになると「タバコを吸いながら、タバコが悪いものだと考えるのは、面倒だ」という気持ちにもなるでしょうし、**吸っている最中**にタバコの害を意識すると、「もう吸いたくない」という気持ちに自然となるのです。

これは、**お酒でも同じ**です。

お酒をやめたいなら、お酒を飲んでいるときに、「3杯飲んだ。もう酔っぱらいそう。倒れるかも。病気になるかも。ならばもうやめておこう」と意識することです。いつもの調子で「おいしいな、もっと飲みたい」と思っていたら、いくらでも飲んでしまいます。

翌日、二日酔いになって「もう酒はやめる！」と思ったとしても、次に飲むときにはまた無意識に飲んで、際限なく飲んでしまうのが関の山です。

本当にやめたいなら、お酒を飲んでいるそのときに「飲みすぎると体に悪い、記憶がなくなる、酒代もバカにならない」と意識することです。

ポテトチップスや甘いものはどう意識したらいいでしょうか。

食べるのはどんなときですか？
テレビや動画を見ながら？
ネットサーフィンをしながら？
何も考えずにスナック菓子を1袋、チョコレートを1箱と食べていませんか？

そこで「これを食べたらカロリーのとりすぎだ。明日は10分ランニングしないとダメだ。30分ヨガをしなきゃ」と考えながら食べるのです。考えながら食べて「走らなきゃいけないいなら食べたくない。太るからもう食べたくない。考えながら食べるのは楽しくないからもう食べない」となれば、ポテトチップスもチョコレートもスイーツもやめられます。

逆にいくら人から「それは体に悪いよ、太るよ、肌が荒れるよ」と言われたとしても、**自分で考えなければ永遠にやめられません。**

悪いと思っている習慣をやめるには、タバコを吸っているときに、お酒を飲んでいるときに、スナック菓子や甘いものを食べているときに、**「いまここでやめよう」と自分で思うことが必要です。**

なんとなく続けてしまうのは、意識がいまここにない証拠。「やめる力」は、自分がいま考えているこの瞬間に生まれるのです。過去を後悔して「あーまたやってしまった」とか、「明日やめます！」と未来のことを思い悩んでも、何も変わりません。「いまやめる」と意識することが大切なのです。

欲を減らして、穏やかな心でいられる練習法

あなたの周りに、いつも堂々としていて、不安や迷いなど微塵も感じさせない人がいませんか？　いつも不安や迷いがあって自分に自信が持てない人とまったく恐れを感じずにまっすぐに突き進んでいる人とは何が違うのでしょうか。

人が不安になるのは、欲が関係しています。

欲は誰にも必ずあるものですが、なかでも**自分のためにしかならない欲が多いほど、人は不安や恐れを持ち、それが少なければ不安や恐れを感じにくくなるのです。**

では、どうしたら不安や恐れを減らすことができるのでしょうか？

これには、「ＷＡＮＴとＮＥＥＤの練習」をおすすめしています。

WANTとNEEDの練習

自分が行動するときに、これはWANT（自分の欲を満たすこと）なのか、NEED（自分に必要なこと）なのかを考えてください。

ここでいうWANTとは、自己欲のことです。自分だけのための、わがままで役に立たない欲。どうしても低い波動になり、気づきがない状態を指します。

NEEDは、自然欲です。宇宙や自然のため、やるべきことだけをやること。純粋であり、心の安定をもたらす、人間に与えられたギフトです。

私の講座を受講した女性が「WANTとNEEDの練習」をしたら、**月々のクレジットカードの請求額が10万円も減ったそうです。**減った10万円の内訳は詳しく聞きませんでしたが、それだけ効果があるのです。

例えば、最新のスマートフォンが発売されました。最新機種に本当に価値があると思えば買うし、そこまでの価値はないと判断したら買わないのは、NEEDで判断していることになります。

一方、「持ってないと恥ずかしい」「みんなが持っているから自分も買わなくちゃ」と思ってしまうのは、WANTに入ります。

不安を抱えている人は、みんなが持っている最新スマホを持っていないと不安だ、みんなにバカにされるのが怖いと感じるのです。それはスマホに限ったことではありません。

すべてがその調子で「ものを買わなきゃ、みんなと同じようにしなきゃ」と連鎖して、**欲が途切れることはありません。**

「WANTとNEEDの練習」が有効なのは、物質的なものだけではありません。

「この仕事をしたいのは？」

「この人に会いたいのは？」

「ポテトチップスを食べたいのは？」


何事もＷＡＮＴかＮＥＥＤかどちらの欲か考えて、ＷＡＮＴの行動を意識して減らすと、不安や恐れは減っていきます。

穏やかな心でいられる「3ない運動」のすすめ

欲が不安の源だとわかっても、現代では物欲を刺激するコマーシャルや動画があふれていて、**欲を減らすのが難しいかもしれません。**

ですので、自分の欲がWANTなのか、NEEDなのかを見極める練習をすると同時に、**穏やかな心を持つようにしてください。**

穏やかな心をもつと誰でも冷静な判断ができるようになるので、物欲を刺激するCMなどから自由になることができます。

穏やかな心でいたいけど、それができないから困っているという人もいるでしょう。穏やかさを得るためには、自分の言葉、行動、思考をコントロールすることが欠かせません。

穏やかな心でいるための言わない、しない、考えない練習

言わない――不平不満、人の悪口を言わない。
しない――誰かにぶつかるなど、人が嫌がることをしない。
考えない――悪いことを考えない。

不安を引き起こすそもそもの原因を減らせば、不安は減ります。
自分の言葉、行動、思考の３つに気をつけて、ポジティブになる努力をすれば、心は自ずと穏やかになっていきます。

自分は弱くてダメな人間だと、信じきっていませんか？

人は誰でも信じる心を持っています。

「信じる」というのは神を信じることだろうか？と思った人もいるかもしれませんね。

しかし、これは間違った理解です。なぜなら、神を信じている人は**神の存在を信じていますし、**神を信じていない人は**神が存在していないことを信じているからです。**

双方の意見は違いますが、**どちらも信じていることに変わりはありません。**

人が信じるのは神だけではありません。

親や恩師、友だち、同僚といった他人を信じることもありますね。自分を信じることもできます。

自分を信じるとはどういうことでしょうか。

「自分には自信がある」
「自分は正しいことをしている」
「自分ならきっとできるはずだ」
「自分が思ったとおりにすればいい」

といったように、ポジティブなことが思い浮かぶ人が多いでしょう。ところが、

「自分は気が小さい」
「自分は無力だ」
「自分は何をやってもダメだ」
「自分は弱い人間だ」
「自分は貧乏だ」

というように、ネガティブなことを信じることもあります。

「自分を信じる」といっても、**「ポジティブな自分」を信じる**か、**「ネガティブな自分」を信じる**かで、雲泥の差が生まれるのです。

自分の意思に従ってがんばっている人を見て、「あの人は強くていいなあ。私は弱いからあんなことはできない」と思っていませんか？

自分は弱い人間だ、ダメな人間だと決めているのはあなた自身です。

何かするたびに「やっぱりダメだった、また失敗した、自分はダメだ、自分は弱いんだ」と**毎日のようにくり返し考えて、自分は弱くてダメな人間だと信じきっているのです。**

しかし、強いか弱いかは相対的なものにすぎません。

何と比べるかで、強くもなれば弱くもなるのです。「自分は弱い、ダメだ」と思うのは勘違いです。それなのに自分を「弱い、ダメだ」と決めつけて、自分が持っている本来のパワーを抑えるのは、とても労力が要ることです。

あなたが持つパワーを抑えつけるのをやめれば、もっとほかのことにパワーを使えます。**自分は弱いと信じることをやめれば、もっと自由になれます。**

弱い自分、ダメな自分が嫌なら、

「自分は弱い人間だ、自分はダメな人間だ」と思うのをやめてください。
なぜなら、それは「事実」に反するからです。

そして、「ダメだ」「失敗した」と言わないでください。思ったり口に出したりすると、「ネガティブな自分」を信じる力がますます強くなってしまいます。
人には信じる力があると言いました。ですから、

「自分は強い、自分はできる」と信じてください。

信じる方向を変えさえすれば、自分に自信を持って生きることができます。

あなたは本当に、そこにい続けたいですか？

人生は何を信じるかで大きく変わります。

「自分はこういう性格だから貧乏から抜け出せない」
「ずっと貧乏だったから貧乏から抜け出せない」
「体が弱いから海外旅行は無理」
「仕事ができないから収入が少ないけどどうしようもない」

と諦めなくていいのです。諦めている人は、

「いまの自分は変えられない」
「この仕事をするしかない」
「この環境にいるしかない」

と自分の道をせばめています。

ほかの道もあることに気づいてその道を信じれば、いまよりも多くの可能性が生まれます。

二車線の道路にたとえて説明しましょう。
あなたは車に乗って左車線を走っています。信号で止まるたびに脇道から車が入ってくるし、前の車のスピードが遅くて思うように進めません。イライラして、うんざりしています。そこで右車線を見てみると、スムーズに進んでいます。

あなたはどうしますか？
ストレスなく走れる右車線に変更しようと思いませんか？
右車線のほうがよさそうだと気づけば、車線変更をすればいいのです。

いま自分が走っている道のほかに、もっと走りやすい道があればそちらへ移ればいいのです。もちろん、人生は二車線ではありません。もっと多くの選択肢があります。それに気づくことが重要です。

「いまの仕事しか自分にはできないのだろうか？」

「もっといいやり方があるのではないか？」

「スクールカーストでは最下層にいたけど、マウントされない場所もあるんじゃないか？」

「子育てや親の介護は自分にしかできないのだろうか？」

いまのやり方ではない、ほかの可能性を考えてみてください。

まずは**自分がどう生きたいのか**を見つける。

そして**いまの生き方でいいのか**検討してみる。

もし自分が窮屈で、明るい未来が見えないなら、ほかの選択肢を見つけてそちらに乗り換えればいいのです。そうは言っても、

「いま自分が生きている道しか見えないから、苦しいのだ」

ということもあるでしょう。そういう場合は、**自分の言葉の力**を信じてみてください。

自分は貧乏だと思っているなら、**「私はお金持ちだ」**と毎日言って、自分はお金持ちだと言い聞かせてください。

体の調子が悪くて困っているなら、**「私は健康だ」**と言い続けてください。

仕事ができなくて困っているなら、**「私は仕事ができる」**と言い続けてください。

言葉には気持ちや思考を好転させる力があるので、言い続けていると、ネガティブな思考が少しずつポジティブに変わっていきます。

ネガティブな感情のループに陥っていませんか？

私たちは毎日、いろんなことに直面します。そしていろんな感情が生まれる。

それはいいこともあれば悪いこともあります。

いちばんつらいのは、ネガティブな感情のループに陥ってしまうことでしょう。


「自分は誰からも必要とされていないのではないか？」

「私は母親失格だ」

「家族に恵まれなかった」

「体が弱くて親や友だちに迷惑をかけてしまう」

「仕事ができなくて自分で自分が嫌になる」


それでも、**人が自分のことを必要としていないと思うのは筋違いです。**

あなたは誰かのためにいるのではなくて、自分のために存在しているのです。あなたはあなたの親のために生まれたわけではないし、仕事のために生まれたわけでもない。家族の世話をするために生まれてきたわけでもありません。

仮に親のために生まれてきたなら、あなたは親の思うとおりに習い事をしたり、勉強をしたりして、親の操り人形のようになるはずです。でも実際のあなたはそういう存在ではないですよね？

自分の意思で習い事を始めたとしても、親にピアノやバレエやサッカーをやらされたとしても、嫌だなと思ったら「行きたくない」と意思表示してきたのではないですか？

学校の部活動も好きなことをするし、進学する学校は自分で選んできたのではないですか？

就職するときも、最終的には自分で決めた。誰かに強くすすめられたとしても、**自分で納得できない道には進んでこなかったと思います。**

もちろん、人の集まりである社会で生きていれば、自分の意思が通らないこともあるでしょう。

でも、あなたの意思が通らなければ通らないなりに、できる限り自分の意思を尊重してきたのではないですか？

あなたが「誰にも必要とされなくて寂しい、虚しい」と思っている瞬間、あなたは周囲にとらわれています。同時に、じつはあなたは自分のことを考えています。社会からほったらかしにされている自分、ほったらかしにされて虚しく思っている自分のことを考えているのです。それでいいのです。

あなたは自分のことを最優先にするべきなのです。

子育ての場合はどうでしょうか？

母親失格だと感じるのはどうしてですか？
子どもの世話が不十分なのでしょうか？
よその母親と比較するとダメだと感じるのでしょうか？

赤ちゃんや幼児なら元気でさえいれば十分ですし、もう少し大きくなれば自分の意思でいろんなことをし始めます。**親は、子どもが必要とするサポートを、できる範囲ですればいいのです。**

逆に子どもの立場になれば、家族に恵まれていないと感じる場合も同じように、「よその家族と比べて愛情が足りない、お金が足りない」と感じるのかもしれません。

それでも、あなたが「自分のために生きている」とわかる年ごろになれば、自分で自分の人生を切り拓けばよいのです。

愛情が足りなかったなら、家族以外に愛情を求めてもいい。

お金が足りなかったなら、自分で稼げばいい。

体が弱いなら、自分の体に合う生活をすればいいのです。

家族や友だちがサポートしてくれたらありがたく受け取ればいいのです。もちろん、**あなたは人に遠慮することなく、自分のしたいことをしていいのです。**

仕事ができなくて自分が嫌になったとしても、それはほかの人と比べているからではありませんか？　自分なりに仕事を進めればいいし、それでも嫌ならもっと自分に向いている仕事を探してもいい。

お金がない、学歴がよくないから何もできないというネガティブなループもありますね。

でも、考えてみてください。

お金があったら何ができますか？

いくらあれば満足ですか？

学歴が素晴らしかったら何がどうよくなるのですか？

いちど立ち止まってみることで、見えるものがあるはずです。

おばあちゃんの知恵袋にならう、しあわせのヒント

知識や情報は、自分で考えることで「知恵」になります。

自分で考えるというのは、ウンウンうなって思考を巡らすことではありません。目の前にある事実とこれまでに経験してきたことを照らし合わせたり、ひとつの事実だけではなくていくつかの事実と自分が経験してきたことを見比べたりして、自分の考えを生み出すことです。

日本には「おばあちゃんの知恵袋」という言葉があると聞いたとき、私はとても驚きました。

表面的な知識ではなく、**おばあちゃんが経験から導き出したアイディアは、知恵と呼ばれる。**まさにヨガで言うところの知識と知恵の違いです。長く生きたおばあちゃん（＝先人）が、単なる知識に自分の経験をブレンドして、知恵を生み出している、そのことに名前がついている点にも感動しました。

知恵を持つと、日常がよりラクになります。

例えば仕事を探すとき、あなたはどうやって見つけますか？
給料がたくさんもらえる会社？
残業が少ない職種？

この2つは絶対に外せないかもしれません。
でも、1日の大半を費やす仕事なら、

「興味がある分野がいい」
「自分に向いている職種がいい」
「人と話すのが好きでコミュニケーション力を活かしたい」
「人と接するのが得意でなく、あまり人と関わらない仕事がいい」

などと考えると思います。

給料の額や残業時間は単なる情報です。会社のデータや求人情報を見ればおよそわかります。

一方で、自分の適性を活かす仕事を探すには、知恵が必要になります。

自分が何に興味があって、どんな仕事に向いているのか、どんなことをしたらやりがいを感じられるのかといったことは、自分を見つめると同時に、**これまで生きてきた時間にどんな経験をしてどう感じたか**を、よくよく考える必要があります。また、考えれば自然と答えが見つかります。

「給料がいいから、人気の職種だから、公務員なら将来が安泰だろう」では物事を表面で判断しているのであって、自分の意思は無視しています。

なかには表面だけで判断してもうまくいく人がいるかもしれませんが、自分で考え、知識を知恵として、自分の意思で選ばなければ、いずれ仕事の悩みが増えていくと思います。

仕事だけではありません。

受験で学校を選ぶ、恋愛のパートナーを選ぶ、配偶者を選ぶ、子どもをどうやって育てるか、親をどのようにサポートするか……。

じつは誰でも、日々あらゆる選択を迫られています。多くの選択肢が用意されている現代では、本当に悩ましい問題です。けれども、知識と知恵の違いを知り、

「私はこうしたい」

「私はこれがベターだと思う」

「私ならこれができる」


と思う力が身につけば、いつでも最良の選択ができ、状況が好転するようになります。

STEP 3

生きる目的を見つける

あなたが生きる目的はなんですか？

「あなたが生きる目的はなんですか？」と問われて、あなたは即答できますか？

多くの人は答えに詰まると思います。

「毎日のルーティンをこなして日々暮らしているけれども、一体自分は何のために生きているのだろう？」としばし考えてしまうのではないでしょうか。


私の講座を受けている方に「あなたは何のために生まれて、何を目的に生きているのですか？」と聞くと、

「しあわせになるため」

「会社を経営しているので従業員のため」

「社会貢献するため」

「自分が納得できる音楽を生み出すため、演奏の練習をするため」

など、口々に言います。

ところが、私が「本当にそれが生きる目的ですか？」ともう一度聞くと、「う～ん」と首を傾げ、「わからない」と言うのです。

かなり熱心に勉強や練習をしているみなさんでも、確信を持って「私が生きる目的は○○です」と断言できません。


ではどうしたら自分の生きる目的を見つけられるのでしょうか。


忙しく日々を過ごしているみなさんに「自分は何のために生きているのか？」「自分がここにいる意味は何か？　何のために生まれてきたのか？」を考える余裕がないのも無理はありません。

ならば、まずは消去法で**自分がここにいる目的だとは思えないことをひとつずつ消していけばいいのです。**

生きる目的を見つけるための練習

嫌な気持ちになったら、
「私は○○するために生きているのか？」と自分に問いかける。
「これは私がここにいる理由じゃない」と思うことは
生きる目的ではないので除外する。

例えば今日あなたが「また失敗してしまった」と嫌な気持ちでいるとしたら、あなたは嫌だなと思うために生活しているのでしょうか？　違いますよね。

人とぶつかってけんかするために生きているのでもありません。いじめられるためにいるわけでも、人を自分の思いどおりに動かすためでもありません。

ほかにも「自分はこのためには生きていない」と断言できることを探してみて

ください。「怒るため」「失敗した！と思うため」「やって損した、人の感情を傷つけた、人に傷つけられたと思うため」など、

ネガティブな気持ちになることは、生きる目的ではないことがわかると思います。

これを何回でもくり返してください。

みなさんは「こんなことをするために自分がいるのではない」ことがわかっているはずです。

自分が「こんなこと（＝このために生きているのではない）」と思うことをひとつずつ取り除いていくと、**自分がここにいる意味、自分が生きる目的がだんだんわかってきます。**

そして「自分は何のために生きているのか？」がわかってくると、**とても生きやすくなります。**

生きる目的は、ひとつに決めなくていい

さて、あなたの生きる目的は絞られましたか？
これは違う、あれも違う、どうでもいいと思えることは、生きる目的ではない……と絞り込んで何が残りましたか？
目の前の雑事はとりあえず後に回して、

心を落ち着けて、自分の本当の願いや生きる目的を思い浮かべてください。

そうして突き詰めていくと、最終的に「自分のために何かする」、あるいは「人のために何かする」のどちらかに絞られていくと思います。あるいはどちらもあるかもしれません。目的はひとつとは限りません。

「自分のため」の目的とは、例えば次のようなものです。

・仕事をしなくてもいいほどの大金持ちになりたい
・人生をとことん楽しみたい
・病気で苦しむことなく一生、健康でいたい
・人に雇われるのではなく、人を雇う立場になりたい
・一流のミュージシャン、アーティストになりたい
・政治家になって日本、世界を動かしたい
・たくさんの友人に囲まれて暮らしたい

「人のため」の目的とは、こんなものが考えられます。

・家族（親、パートナー、子どもなど）の世話をしてあげたい
・子どもを立派に育てたい
・自分の仕事で世の中を便利にしたい
・困っている人を助けたい
・悩んでいる人にアドバイスしてあげたい
・社会をよくしたい
・世界平和のために生きたい

あなたがここにいる意味は何ですか？　何のために生まれてきましたか？

いずれも前向きで豊かで、人生の目的をイメージしたときにワクワク、ウキウキするようなものであるはずです。

人に感動をもたらす音楽やアートを創造したい、新しいテクノロジーを生み出したい、あるいは自分が思い描く人間になりたいと、「自分のために自分がここにいる」と思う人もいるでしょう。

誰かの役に立ちたい、社会や福祉に貢献したい、我が子の成長を見守りたいなど、「人のために自分がここにいる」と思ったかもしれません。

その一方で、人を憎みたい、人を傷つけたい、大切な人を失った悲しみに明け暮れたいといった、負の感情を持つことが人生の目的だと思う人はいるでしょうか。もちろん、誰でも嫌な気持ちになったり、イライラしたり、自分なんてどうなってもいいと捨て鉢になったり、まるでやる気が出ないことはあると思います。

でも、そうした負の感情を持ち続けるのはつらく、苦しく、息が詰まります。

改めて、**負の感情は生きる目的にならないことを知ってください。**

どんなに心苦しい状況でも、自分を優先してください

守りたいものがあるとき、何から手をつければいいでしょうか。自分と自分以外の人に同時にピンチが訪れたら、あなたはどうしますか？

おそらく、まず人を助けたいと思われるのではないでしょうか？　多くの人は、人のために何かをするのはとても立派なことであり、自分を最優先にするのはとてもわがままなことだと思い込んでいるからです。

その考えは否定しませんが、実際に人のために何かをするには、その前に自分の状態をよくする、自分を大事にする、自分の気持ちを整えることが必要です。

つらく、悲しく、不安で、自分に自信を持つこともできないのに、どうして人を助けることができるでしょうか？

この説明をするときに、私はよく、飛行機に乗った親子の話にたとえます。

飛行機が乱気流に飲み込まれて大きく揺れ、酸素マスクが降りてきたとします。


あなたはどうしますか？

真っ先に子どもに酸素マスクをつけますか？

まず自分が酸素マスクをつけますか？


子どもが大事だから、先に子どもに酸素マスクをつけるかもしれません。しかし、本当は自分が先に酸素マスクをつけるべきです。


「子どもが大事なのになぜ？」と思うかもしれません。

ここで**大事なことは、「人を助けられる自分」でいることです。**

もし、先に子どもに酸素マスクをつけたとしたら、自分が倒れてしまうかもしれない。酸素が薄くて頭がボーッとしてしまうかもしれない。そうなったら自分も子どもも命の危険に晒《さら》される可能性がある。だから自分が先に酸素マスクをつけて酸素を確保してから、確実に子どもに酸素マスクをつけるのです。

仕事でも家族の世話でも同じです。

自分の仕事が無限にあって軽くパニックになっているのに、仕事量が多くて困っている同僚を助けることができるでしょうか。自分の体調が悪い、気持ちが安定しないのに子どもやパートナー、親の世話をできるでしょうか。

まずは自分が健康で、頭もクリアでなければ人の役に立つことはできません。

だから、まずは自分を優先してください。

「自分のために生きる」か「人のために生きるか」と迷ったら、自分のために生きることを優先してください。

あなたが元気で安定した心を持ち、しあわせを感じることは、人のために尽力できることにつながります。

最低でも食事をちゃんととって、十分に眠ること。これだけで体と心が少しは落ち着きを取り戻すはずです。

STEP 4

自信を回復する

長い間「自信をなくす練習」を強制されてきましたね

不安から逃れるためには、**あなたが貴重で特別な人間だということを胸に刻んでください。**

人間はひとりひとりが貴重で特別な存在です。

あなたはあなただけのＤＮＡを持った、地球上でただひとりのユニーク（単一）な存在です。世界中を探してもあなたと同じ顔、同じ体、同じ脳の持ち主はいません。一卵性の双子ではＤＮＡにもほとんど差がありませんが、性格や感情までまったく同じということはありません。

もしかして自分に自信が持てないですか？

人に否定されてばかりですか？

自分は人より劣っていると感じますか？

自分の意見なんて誰も聞いてくれないと思っていますか？

日本ではとくに「みんなと一緒がいい、みんなと同じがいい」と教育されることが多いと思います。例えば全員同じ制服を着て、校則で髪の長さや持ち物も規定の範囲内にあることが求められる、世代によっては運動会のかけっこで全員が一緒にゴールしたこともあるかもしれません。

でも、ひとりひとりが何者にも代えられない価値のある存在であり、それぞれに個性があり、人と違うのが当たり前という価値観こそが、「自分は自分のままでいい」と、自分に自信を持つよりどころになるのです。

こう話すと「教育のせいで自分に自信が持てないとしたら、一体どうすればいいの？　これから自分を変えられるの？」と不安になるかもしれませんね。たしかに長い間、「自信をなくす練習」を強制されてきたかもしれません。けれども心配は無用です。いまここで**「自分は決してダメな存在じゃない」**と気づきさえすれば、これまで長年「自信をなくす練習」をしてきたとしても**変われます。**

今日の今日まで、人から自分を否定されて「自分はダメなんだ」と思ったり、自分に少しも自信が持てなかったり、何をやってもうまくいかないと諦めてやる気も出なかったかもしれません。

でも、「自分は決してダメな存在じゃない」と気づくことができれば、**他人のことがまったく気にならなくなります。**こんなことをしたら人からどう思われるだろうかとびくびくしなくなります。自分には無理だと諦めていた仕事や勉強をもっとがんばってみようという気力も湧いてきます。

自分の思ったとおりに生きていいと思えるようになるのです。

そのために最初にすべきことは、自分は世界でたったひとつのスペシャル（特別）な存在で、誰にも害されない、おびやかされない貴重な価値があると気づくことなのです。

自信がない、不安だという気持ちは暗闇のなかにあります。

それはネガティブな感情にどっぷり浸かっている状況です。

ところが、「自分には価値がある、自分に自信を持っていい」と気づくと、暗闇に明るい光が差し始めて、気持ちが明るく前向きになります。**光は強いパワー**

を持っているので、暗闇を押しのけてみるみる広がっていきます。

心に光が広がるほどに、感情はポジティブになります。

しかも**ポジティブな感情は広がるスピードがとても速い**ので、ネガティブな心で長年過ごしてきた人でも、短期間でポジティブな心に戻ることができるのです。

私の講座で学んでいる人では、３週間くらいで「周りの人からなんか変わったねと言われた」「経営している会社の雰囲気がよくなった」という話も聞きます。自分で自分の変化に気づくまでにはもう少し時間がかかりますが、

周りの人が先に気づいてくれます。

そして「変わったね」「前よりポジティブじゃない⁉」「前に会ったときと、なんとなく雰囲気が違う！」と言われ、自分の心のなかの光が広がるスピードは、さらに加速していきます。

あなたは自分の思うとおりに生きればいい

心の迷いや不安な気持ちはどこから生まれてくると思いますか？

みなさんはどんな迷いや不安を抱えているでしょうか。


「もっと給料が多い仕事を探したほうが、いいんじゃないか？」

「職場の上司に嫌われているから、ボーナスが減らされるかもしれない」

「友だちのなかで浮いているか、仲間はずれにされているかもしれない」

「いまの仕事を辞めたら、誰にも相手にされなくなるんじゃないか」

「友だちの誘いを断ったら、関係が悪くなるんじゃないか」

「いまの資産状況では、老後は貧乏になるに違いない」


このように考えるのはあなた自身ではありませんか？　つまり、**迷いや不安は、あなた自身が作り出しているものなのです。**

もっと自分を信じてください。
自分はこうありたいという信念を持ってください。

自分がこうしたいと思っていること、自分の考え、自分の志向を見つけて、確固たる自分、ブレない自分になってください。そうして、**自分の尺度で生きればいいのです。**

自分を人や環境、世間に合わせようとすると、迷いや不安が生まれます。
しかし自分の尺度でものを見れば、「不景気だけどこの仕事が好きだからもっとがんばろう」「上司に嫌われていたとしても自分は自分の仕事をするだけだ」と考えればいいのです。

友だちとのつきあいで迷うなら、自分は本当にその友だちと時間を過ごすことを求めているのかと考えてみてください。もしそれほど大事だと思えないなら、ほどほどにつきあえばいいのです。

退職、転職をしても、確固たる自分があれば新しい出会いがあります。老後資金がなくて不安なら、いま自分なりの対策を考えればいいのです。

本当に自分がしたいことや、自分はこうありたいという**信念さえあれば、人の意見に左右される必要はありません。**働く環境や家族環境が変わったとしても、何も恐れることはありません。

あなたは自分の思うとおりに生きればいいのです。

人から何か言われて右往左往したり、自分のしたいことがわからなくていろんな仕事をしてみたり、「お金がない！」と思って儲け話に乗って財産を失ったりしていると、疲れるだけで何も得られません。

自分が本当に望んでいることを見つけて、その信念に従って生きれば**自分の道をまっすぐ進めます。**

第3章

振り回されない練習

STEP 1

思い込まない

人の本質は圧倒的にネガティブなのです

現代に生きている私たちはいつでも情報を得ることができます。

テレビを見る、ラジオをつける、新聞を読む、ネットニュースを読む、SNSの投稿を見る、動画を視聴する。誰もが毎日、膨大な情報を得ていますよね。

そのなかには日本人がノーベル賞を受賞したとか、健康的にやせられる画期的な新薬が開発されたとか、どこそこでゴミをなくすキャンペーンが行われているといったいいニュースもあります。

一方で、外国で起きた乱射事件、世界で起きている紛争や戦争、事故や災害といった悪いニュースもあります。

さて、世の中にはいいニュースと悪いニュースのどちらが多いと思いますか？

あるいはどちらが記憶に残るでしょうか。

いいニュースと悪いニュースのどちらが多いかは、時と場合によりますし、正確に数えることは難しいでしょう。ですが、**あなたの記憶に残っているのは圧倒的に悪いニュースではありませんか？**

毎年話題になるノーベル賞の受賞者やその研究成果は覚えていなくても、凶悪犯罪が起きた、大規模地震があった、有名人が危険ドラッグ所持で逮捕されたなどの悪いニュースはよく覚えているのではないでしょうか。

あるいはあなたがAさんの悪口を言ったとします。

するとそれを聞いた人が誰かに「あの人がAさんの悪口を言ってたよ」と広めて、それを聞いた人がまた「Aさんのこと、あの人が悪く言ってたんだって」と拡散して、その**悪口はすぐにAさんの耳に届きます。**

しかし、あなたがAさんをほめたとしても、**誰もほめ言葉を伝達しないので、Aさんには届きません。**

どうして悪いニュースばかり覚えているのでしょうか。
どうして悪口はすぐに広まるのでしょうか。

理由は簡単。**人の本質は圧倒的にネガティブだからです。**

人は誰でも不安や恐れを感じたり、明日のことを心配したり、人を妬んだり、昨日のことを後悔して落ち込んだりします。
だからこそ悪いことを引き寄せてしまうし、ネガティブなことは人に話して仲間を増やそうとするのです。
世の中とは人の集合体ですから、世の中にネガティブなニュースが広がりやすいのは当然のことなのです。

でも、あなたはネガティブなニュースに心をざわつかせたり、いいかげんな情報を鵜呑みにして不安になったりしないでください。

報道ニュースは単に出来事を伝達しているだけです。

ＳＮＳに投稿されているのは誰かの主観が入った情報です。なかには正しい情報もあるかもしれませんが、間違っていたり、デタラメだったり、その人の思い込みで発信している場合も多々あります。

世の中にあふれている情報は、世間話の話題や、社会の動きを知るための手段としては有効かもしれません。

しかし、あなたの不安を小さくしたり、あなたが心地よく暮らすために役立つなど、**あなたがしあわせになるために大切な情報は、ほとんどありません。**

自分に価値のない情報にとらわれていると、あなたが本当にしたいことは、どんどん見えなくなります。

右利きの人は、左手で歯みがきをしてください

私たちは人が集まった社会で生きています。
そして、その中でもまれるうちに、さまざまな固定観念が自分のなかに溜まっていきます。

固定観念とは、外から入ってきた情報をもとに脳が反射的につくり上げた「思考の習慣＝常識」のことです。
年齢を重ねれば重ねるほど「〜すべきだ」「これが常識だ」「みんなこうしている」といったことが積み重なって、**自分で自分を苦しめることになります。**

世間に振り回されず、自分がしたいと思うことをして、しあわせになるために大事なのは、「固定観念＝常識」にしばられるのではなく、自分の心の声に従い、自分がするべきことを自分で選び取ることです。

本当は何がしたいのかと、自分に問いかけてください。

何かアイディアが浮かんだら実行すべきです。何か思いついたら、

「こんなことをしたら周りからどう思われるだろう」
「自分はお金を持っていないからできない」
「そんなに大きなことは自分にはできない」
「いまの仕事を辞めたら暮らしていけない」
「家族に迷惑をかけてしまう」

とためらわなくていいのです。

まずは**自分の意思のままに生きる。**

問題や障壁があるなら、それをどうしたらいいか考えればいいのです。

自分のしたいことがひとつも思い浮かばない人もいるかもしれません。それはあなたのなかにある固定観念が邪魔をしているからです。

自分らしく生きるために、固定観念をなくす練習をしてみてください。

固定観念をなくす練習

利き手と逆の手で歯をみがく、食事をする。
右利きなら左手で歯をみがく、左手に箸を持って食事をする。
左利きなら右手で歯をみがく、右手に箸を持って食事をする。

利き手ではない手を使うのは、「脳からの指令に反発してでもやり通す力」を育てるためです。

右利きの人が左手で箸を持ってごはんを食べると、いつものようなスピードでは食べられません。

なかなかお腹がいっぱいにならないし、面倒くさい。

そこで「私はなんでこんなことをしているんだろう?」と思った瞬間、脳が「右手でパパッと食べればいいじゃない。右手で食べれば?」と言うのです。

脳は慣れたやり方に早く戻したいのです。

そんな脳の言葉に「いやいや、私は左手で食べることに決めたから、あなた(脳)の言うことは聞きません」と**脳の言うことを聞かず、「面倒くさくてもやる!」と習慣を変える力**がつくと、自分がすべきこと、自分がしたいことができるようになります。

固定観念にとらわれた自分の心をガラッと変えて、本来のナチュラルな自分になるには、習慣化した脳に反発する少しの勇気が必要です。

STEP 2

人に期待しない

嫌いな人とうまくつきあう方法

人との関係がうまくいかないとか、いつも自分が虐げられるとかして、結果的にその人を恨むことがあるかもしれません。

どうしようもないくらい嫌いで、「あの人がもう少し優しければいいのに」と思うかもしれません。

しかし、あなたがいくらそう願っても、**相手を変えることはできませんよね。**

もしあなたが相手をコントロールできるなら、そもそも恨むことにはなりません。

ではどうしたらいいのでしょうか?

うまくいかないとき、私たちはできることをコントロールしないで、できないものをコントロールしようとしているのです。

自分の言葉や行動を変えれば人に合わせられるのに、それをしないでいる。

その結果、苦しくなります。

言葉、行動、考え、思考、気持ちは、自分でコントロールできます。

他人の行動を変えるのは難しいことですが、**あなたがそれまでとは違う行動をすることで相手の行動が変わることもあります。**

例えば、あなたが相手にうまく自分の気持ちを伝えられなくて、言い争いになったり、絶縁しそうになったりしたら、もっと言葉を尽くして、自分の気持ちが相手に伝わる言い方を工夫すればいいのです。

家族、社会、国家、宗教、自然は、自分ではコントロールできません。

しかし、**１００％無力なのかというとそうでもありません。**

私たちはこれらを変えることはできませんが、こちらが対応の仕方を調整することで「合わせる」ことはできます。

自分でコントロールできないものに対しては、合わせるしかないのです。

また、自分でコントロールできることは永遠に自分でコントロールできます。

しかし、**自分でコントロールできないことは永遠に続くものではありません。**

子どもが成長して変わることもあれば、パートナーや親が歳をとって変わることもあります。

法律が改正されることもあれば、天気も地球の気象状況によってどんどん変わります。

この考え方に沿って暮らせば、ほとんどのことがスムーズに運ぶでしょう。

人は怒ると、体内で猛毒が発生するそうです

人は誰でも怒ることがあると思います。

ちょっとしたことでも怒りが込み上げる人、ほとんど怒ることはないけれどときどき激しい怒りがやってくる人もいるでしょう。

「アンガーマネージメント」という、怒りをコントロールする方法が存在するくらい、多くの人は怒りの感情に振り回されています。


怒ると嫌な気分になるし、エネルギーを消耗するし、疲れるし、怒ってもいいことは何もないとわかっているのに、怒ってしまうのではありませんか？

実際に人が怒ると、体内で猛毒が発生するそうです。

その毒は内臓にダメージを与えて病気を招き、大病になってしまうこともあります。

そんな猛毒を発生させたいですか？

怒りは自然な感情のひとつです。**怒ること自体は問題ではありません。**怒らないように努力し、自分を律して怒りを抑えたとしても、怒りの感情はなくなりません。

問題は、怒る原因です。**どうして怒ってしまうのか、**その原因を考えたことがありますか？

人が怒るのは、期待する気持ちがあるからです。

ものごとが自分の期待どおりにならないときに、人は怒るのです。

例えばあなたが、部下に「ちゃんと仕事をして欲しい、してくれるはずだ」と思ったとします。

ところが部下が、あなたが期待したレベルまで働かない。

あなたは怒りますよね。「そんなことくらいでは怒りません」という人もいるかもしれません。でも多少はイライラするはずです。それが何度もくり返されたらきっと怒ります。

あるいはあなたが部下の立場ならば、たくさん残業をして仕事をやり遂げたのにボーナスがあまりもらえなかったとしたら、どうでしょうか？

「あんなにがんばったのにボーナスはこれだけ？」と驚き、こんな会社では働けないと怒るのではないでしょうか。

怒るのは職場だけではありませんね。

あなたがワンオペ育児で疲れ果てているのに、パートナーが何ひとつ手伝ってくれなかったら怒りますよね。

それは「自分がこんなにがんばっているのだから、手伝ってくれて当たり前だ」と期待しているからです。

これをどう解決するかは置いておいて、**期待が裏切られるから怒るというメカニズムはご理解いただけたのではないでしょうか。**

友だちとの関係でも、ＳＮＳでつながっている人との関係でも同じです。

友だちと絶交するほど怒るのも、ＳＮＳが炎上するほど怒りの言葉をぶつけるのも、「あの人はきっと○○してくれるはず」「私を好きでいてくれると思っていたのにひどい扱いを受けた」と、**期待する気持ちがあったからです。**

「自分が評価されない」
「あの人のせいで自分のやりたいことができない」
「自分を大切にしてくれない」
「相手に尽くしているのに相手は何もしてくれない」

これらはすべて期待が裏切られたときに思うことです。そもそも期待がなければ、怒りはなくなります。

STEP 3

自分の意思を持つ

私の言うことを100%実行しようと思いますか？

子どものころ、親から「勉強しなさい」とか、学校の先生から「宿題をちゃんとやってきて」と言われたことがあると思います。

そのとき、あなたは勉強しましたか？　宿題をやりましたか？　まあ、宿題は忘れると先生に怒られるから仕方なくやったかもしれませんね。

大人になって職場で上司から仕事の指示をされたとき、指示されたとおりに仕事をしますか？

あなたがまだ何もわからない新人だったら上司に言われたとおりに仕事をするのもいいかもしれません。しかし、2年目、3年目にもなれば、上司の指示を自分なりに理解してより早く終わる方法を考え、より精度が上がる方法を考えながら任務を遂行するのではないでしょうか。

人から言われたことを忠実にやり遂げるのは、素晴らしいことでしょうか？

私はそう思いません。人から言われたことだけをして成功したときはいいですが、もし人から言われたとおりにやったのに失敗したらどうでしょう。きっと親が言ったから親のせいだ、上司が言ったとおりにやったのに間違ったのは指示が悪いからだと**責任転嫁**します。

「親が行けと言った塾が、自分には合わなかった」
「親がすすめた学校が、嫌だった」
「親が言うとおりに公務員になったけど、本当はユーチューバーになりたかった」

と後悔するのではないでしょうか。

上司の指示どおりにやったとしても、その指示が適切でなかったとしたらどうでしょう。

必要な書類が抜けている可能性だってあるし、ほかにもっとすべきことがあったかもしれません。指示を忠実にこなすよりも、指示の概要を理解して、**自分の考えを加味して進めたほうがよかったと思うかもしれません。**

想像してみてください。

仮にあなたが私の講座を受けて、私が10個の素晴らしいアドバイスをしたとします。明日からアドバイスのとおりに暮らしますか？

私の話を聞いたときに、「すごい！　絶対にやろう」と思ったとしても、実際は実行できそうなことを1つか2つしかやらない人がほとんどだと思います。

それで、いいのです。

人は、自分で「これは難しいかな」、「できそうにないな」、「本当にこれをしたほうがいいんだろうか」と考えて、自分の心の声が「いいね、やろう！」とゴーサインを出したことだけを実行するのです。

私のアドバイス10個をすべてやる人は、**それが本当にやるべきだとピンと来た**

から実行するのです。

私はこの本でも多くのアドバイスをしていますが、無理に全部やろうとする必要はありません。

みなさんはそのなかから**本当に腑に落ちたことだけをすればいいのです。**

先生や親、上司など目上の人から言われたことをすべて丸呑みして、そのまま実行しなくていいのと同じです。

人から何か言われたり指示されたときは、少し立ち止まって、親が言ったことは間違っているんじゃないか、上司が言ったことは本当に正しいのかと考えたり、調べたりすることが必要です。

そして最終的に自分に問いかけて、**あなたの心の声が「これは正しいから、やろう」と判断したことだけをすればいいのです。**

プレッシャーに押しつぶされそうなときの対処法

みなさんがプレッシャー（精神的圧力）を感じるのはどんなときですか？
親や上司から期待されるとき？
仕事のプレゼンやスポーツの試合の大事な場面？
実力以上のことをしなければいけない状況のとき？

プレッシャーがかかると、どう発言すればいいのか、どう行動すればいいのか迷い、不安になると思います。プレッシャーがかかった状態が長く続くと、とても苦しいはずです。

母親が、ひとりで赤ちゃんを育てて、疲弊して不安な気持ちでいるのに、「お母さんなんだから、子育てするのは当たり前。みんなやっているんだから」と心ないことを言われたら？

「言われなくても精一杯がんばっているのに、これ以上どうすればいいの？」と不安が募って、傷ついて、追い込まれて、子育てがますますつらくなってしまうと思います。

野球の試合で、９回裏に1点リードされているとき。あなたが最終バッターになって、周囲からプレッシャーをかけられたらどうですか？

「この場面で打てなかったら負ける！」とすでに焦っているのに、「お前のバッティングにかかっているぞ！」と追い打ちをかけられたら、体がこわばっていつもどおりのバッティングができないかもしれません。

では、プレッシャーを感じないためにはどうしたらいいでしょうか。

もっとも重要なことは、**あなた自身の価値を自分自身で見出すことです。**

プレッシャーというのは外部の人からの圧力、その場の状況の圧力のことですが、あなたが自分の価値を見失うと、その圧力に押しつぶされてしまうのです。

ところが、

「自分にはこれができる」
「自分がするべきことはこれだ」
「自分の得意なことをすればいいのだ」

と自分の価値を見失わなければ、どんなに外部から圧力がかかっても、押しつぶされることはありません。

あなただけが持っている、あなたならではの価値とは、**ダイヤモンドのように硬く貴重なもの**で、どんなにプレッシャーがかかっても押しつぶされることはないのです。

では、あなただけの価値とはなんでしょうか。

家族、友だちグループ、会社組織で、**自分の役割を見つけて得意なことを活かせれば、それがあなたの価値となります。**

友だちグループでもなんとなく役回りが決まっていませんか？

旅行に行くときには「温泉に行こう」と言う人がいて、移動手段や宿を決める人や会話を盛り上げてくれる人がいる。

あなたは、あなたが得意なことをすればいいのです。

自分の役割を見つけること。そして自分が自信を持っていること、得意としていることに専念すれば、プレッシャーのせいで**緊張したり、判断力が鈍ったり、不安になったりしなくなります。**

外からの圧力に弱いと思ったら、自分の価値をよく確かめてください。

「世間に振り回されている」と思う人向けの習慣

世間に振り回されないためには、**自分の心の声を聞けるようになることが重要です。**

心の声というのは、心の奥底で自分が求めている欲求です。あなたは自分の本当の願いや望みを自分でわかっているでしょうか。

山積みの仕事、終わらない家事、子どもや高齢の親の世話、人とのつきあいなどに埋もれて、自分が何をどうしたいと思っているのかが、見えなくなっていませんか？

これまでの生活を振り返ってみてください。あなたは自分で決めて自分で行動してきたでしょうか？

「子どものころは、朝、親が起きなさいと言うから起きて学校に行った」

「学校では、決められた時間割どおりに勉強する」

「家では、夕ごはんができたと呼ばれて食べる」

「社会人になっても、上司に言われたことをやる」

「取引先から言われたことをやる」

「友だちがやろうと言うからやる」

「人に誘われたら、気が向かなくても食事に行く」


どれも自分で決めて行動しているわけではありませんよね。

人は、無意識のうちに、いつも誰かに「あれをやれ、これをやれ」と指示されて行動しているのです。

指示とまではいかなくても、**他人の意向に沿って行動しているのです。**誰かの言うとおりに動くことに**疑問を持つことがありません。**

いつのまにか人から言われたことだけをするのが習慣になっていたら、他人に振り回されやすくなってしまいます。

周りに振り回されないブレない自分になるには、自分の意思を持つことが重要です。そのために自分で決めたことをする練習をしてください。

自分で決めたことをする練習

手始めとして、毎晩、何時に寝るかを決めてください。10時でも12時でもかまいません。何時でもいいですが、自分で決めた時刻に毎日必ず寝ます。誕生日に友だちがお祝いしてくれたら、年に1回くらいはまあ少し遅くなっても許すとして、それ以外は絶対に自分で決めた時間に寝てください。

なぜ自分で決めた時間に寝るかというと、自分で決めたことをする喜びを知るためです。これまで人に流されてきた人が、自分で決めて実行すると、自分に自信がつきます。

寝る時間を決めて、1カ月、3カ月、半年と続けられたら、

「自分で決めたこと」を続けられた成功体験を得られます。

そして、この成功体験が得られたら、いままではAさんにこれは白だと言われると「白ですね」と言い、Bさんにこれはグレーだろうと言われると「やっぱりグレーっぽいですよね」と人の意見に振り回されていた自分に軸ができて、「これはグレーですね」と**自分の意見を言えるようになるのです。**

そして毎日同じ時間に寝られるようになったら、次はもうひとつ新しいことを決めて行動してください。

例えば朝食は8時に食べる。週に3回、月水金は必ず15分ウォーキングをする。毎日1回ラジオ体操をする。

これなら続けられそうかなと思うことでよいのです。その代わり、**決めたら必ずやる。**

もし何ができそうか思い浮かばなかったら、起きる時間を決めてください。

寝る時間はもう決まっていますから、自分は何時間眠ったらいいのかと計算すれば自然と起きる時間は決まりますね。そして起きる時刻を決めたら、必ず毎日同じ時刻に起きてください。


寝る時刻と起きる時刻を決めて忠実に守ると、まず健康的な生活になります。

そして自分で決めたことを毎日実行することになるので、「人に言われたまま行動することに慣れきった脳」から**「自分で決めた行動をする脳」へと変わります。**


私もこれを実行していて、必ず夜10時に寝て朝4時には起きています。

10時に寝るので、夜遅くのパーティや集まりには行きません。

7時から始まるパーティなら途中で帰ります。

途中までしかいないなんて自分勝手だと思いますか？

きっとみなさんは、

「途中で帰るなんて人にどう思われるだろう？」

「自分が寝る時間に合わせて行動するなんて勝手すぎるのでは」
「どうやって中座の言い訳をすればいいの？」

と考えることでしょう。

でも、人にどう思われてもいいのです。「人にどう思われるだろう」と心配するのは、世間に振り回されている証拠なんです。ブレない自分になるためには、自分の意思を持ち、自分の意思に従って行動することが必要です。

私の場合は、周りの人が、私が「10時に寝る」と知っているので、とくに説明することもなく、時間が来たらさっと帰ります。

自分は何時に寝るとか、**自分はこういう人間だと周りの人が知っていたらとてもラクです。**

みなさんも自分のやり方を少しずつアピールすると、いちいち言い訳を考えなくてすむと思いますよ。

3つのストレスをコントロールする方法

ストレスとは外から自分にかかるプレッシャーとか負担のことです。社会のなかで生きていれば、ストレスがあって当たり前です。ストレスがまったくない人はいませんが、ストレスに潰されるのは避けたいものです。

誰でも「ストレスが溜まった」と感じたり言ったりすると思いますが、ストレスについてよく考えたことがありますか？　**いま感じているストレスがどこから来ているのか、ストレスを減らすにはどうしたらいいのか……。**

ストレスを軽くするには、自分のストレスの原因を知るべきです。

ストレスは3つに分けられます。それはフィジカル（身体的）ストレス、メンタル（精神的）ストレス、エモーショナル（感情的）ストレスです。

誰かがあなたをぎゅっとつかまえたら体にストレスがかかります。

仕事の締め切りに追われたり、人間関係がうまくいかなかったりすると精神的なストレスを感じます。

誰かにひどいことを言われたり、否定されたり、悲しくてどうしようもなくなると感情にストレスがかかります。

そしてストレスの原因になるのは仕事、社会的な圧力、友だち、家族、お金など**自分の外側で起きていることです。**

あなたのストレスは3つのうちどれですか？

ひとつだけかもしれませんし、3つ全部かもしれません。

同時に、ストレスが非常に強いのか、まあまあなのか、ほんの少しなのか、ストレスのレベルも分析してみてください。

「ストレス」とひとくくりにしないで、どこにどれくらいのストレスがかかっているのかを分析してください。ストレスの具体例を挙げてみましょう。

・**フィジカル（身体的）ストレス**　手足が重たい、腫れている、痛みがある。

腰や背中が痛い、重たい。全身が疲れている、だるい。

・**メンタル（精神的）ストレス**　頭が混乱している。頭に血がのぼっている。雑念でいっぱい。

・**エモーショナル（感情的）ストレス**　気持ちが落ち着かない。心がザワザワする。緊張してドキドキする。パニックになっている。不安でいっぱい。

自分のストレスがどんなものか、わかったでしょうか。

多くの人は自分のストレスの原因をすぐには見つけられないと思います。ではどうすればいいかというと、まずは自分のことを見る練習をしてください。

自分のことを見る練習

床でも椅子でも座っていいですから、姿勢をラクにして、目を閉じて、自分にはどんなストレスがあるのかを探ってください。
腰が痛い、首が痛い、脚がだるいなどフィジカルストレスがあるのか？
いつも座っている姿勢が悪いから腰が痛いのか？
運動不足が原因か？
仕事や勉強、あるいは家族や社会のルールにメンタルストレスを感じているのか？
仕事の何がストレスなのか？
自分の能力が足りないのか、仕事量が多過ぎるのか？
勉強することがストレスなのか？
もっとほかに原因があるのか？
仕事以外に家族の世話に時間を取られるのがストレスなのか？
ひとり親家庭で支援が不足していることがストレスの大もとなのか？
大切な人が病気になったりしてエモーショナルストレスを感じているのか？

来週、仕事のプレゼンがあって緊張しているのか？
いろんな人からダメ出しをされて落ち込んでいるのか？

自分が感じているストレスの正体を細かく分析して、ストレスが発生する原因に気づくことが重要です。原因がはっきりしたら、次はそのストレスをどうやって解消するかを考えます。

人それぞれ、原因もそれぞれなので、どんなストレスも絶対解消できる唯一無二の方法はありませんが、多くの人に効果がありそうな方法はあります。

それは、自分で決めた健康的なライフスタイルを実践していくことです。

まず体調が整いますから、体のストレスは減ります。その結果、セロトニンやドーパミン、オキシトシンといった、いわゆるしあわせホルモンが活発になり、ストレスに強くなります。同じ問題が起こったとしても、感じるストレスはまったく違うことが実感できると思います。

第4章

しあわせの見つけ方

STEP 1

しあわせの意味を考える

しあわせとはなんだと思いますか？

あなたはいま、しあわせですか？

毎日を忙しく過ごしていると、自分がしあわせかどうかなどと考えないかもしれませんね。

ならばいま、自分はしあわせなのか、そうではないのかを考えてみてください。

いかがですか？「自分はしあわせなのか？」と自分に問いかけてみると、ほとんどの人は「えっと……」と考え込んでしまうのではないでしょうか。

「そもそも、しあわせってどういうことだろう？」
「自分がどうなれば、しあわせなのだろう？」
「しあわせな毎日を送りたいと思うけど、何が起きたらしあわせ？」

と考えるのではないでしょうか。

しあわせとはなんだと思いますか？

好きなものが買えて、おいしいものが食べられて、豪華な家に住めたらそれがしあわせですか？

生きていくのに困らず、家族が健康だったらしあわせですか？

大好きな人と一緒にいられたらしあわせですか？

好きな仕事ができたらしあわせですか？

この先お金に困らない生活が保証されればしあわせですか？

さまざまなしあわせがあると思います。

では、あなたが求めているのは一瞬のしあわせ、幸福感ですか？

それともずっとしあわせに生きたいという永遠のしあわせですか？

じつはしあわせというのは、物質的なしあわせと、非物質的なしあわせの２つに分類できます。

私の周りでも、「欲しい物が手に入ったらしあわせ」と思う人が多いように感じますが、本当にそうでしょうか。私の母国・ネパールでよく話されるエピソードを例に説明しましょう。

ある人が神様に熱心に祈ったら、神様が「何が欲しいの？」と聞いてくれました。彼は「自分の願うことがすべて叶うパワーをください」と言いました。するとと神様は「あなたの願いが叶えられると、あなたの隣の家の人があなたの２倍のものを手に入れるけれど、いいですか？」と聞き返しました。彼は「それでいいです」と答えました。

彼は家が欲しいと願って家を建てました。すると隣の人は家を２つ建てました。彼は車も欲しいなと願って、車も手に入れました。すると隣の人は車を２台手に入れました。１００万円欲しいなと思ったら１００万円が手に入ったけれど、隣の人は２００万円を手に入れました。彼はまるで満足できませんでした。

そこで彼は「自分の腕１本をダメにしたいです」と神様に願い、願ったとおりに腕が1本折れました。すると隣の人は腕が2本とも折れました。そこでようやく彼は満足したのです。

彼は欲しいと願った家も車もお金も手に入れたのに、まるで満足できず、しあわせを感じられなかった。しかし、彼の腕が1本だけ折れて、隣の人の腕が2本とも折れたら、とても嬉しくて、しあわせを感じたのです。

彼は隣の人と比べて自分が優位に立ったことで、ようやくしあわせだと感じたのです。

みなさんも、人よりもいいものを手に入れて、喜んだり満足したりすることがあると思います。

「友だちよりも資産が多い」
「マンションで人よりもいい部屋に住んでいる」
「最新のスマホを手に入れた」

人は優越感に浸るとしあわせを感じます。

しあわせは心で感じるものだからです。


物によるしあわせにはもうひとつ特徴があります。

それはしあわせの寿命が短いことです。

物で人が最大にしあわせを感じるのは、自分が持っていない状況から、手に入れるまでの間です。手に入れてしまったら、そこから**しあわせはどんどん減っていきます。**


例えばあなたはいま車を持っていないとします。そこで車が欲しいなあと考えて手に入れました。

車が手に入ったときはとても嬉しくてしあわせな気持ちでいっぱいになります。これが最大のしあわせです。

手に入れて１カ月たったらどうでしょう？

だんだんと車がある生活に慣れて、しあわせは小さくなっていきます。すると再びしあわせを感じたいと思い、もっと高級な車が欲しくなるのではないでしょうか？

家や車、服や時計、本や食べものなど、**形があるもので得られる幸福感は、限られた短い時間でしか味わえないものなのです。**

家が大きくなれば、それだけしあわせが大きくなるというのは幻想です。

暮らすには家が必要だけれども、決して大きな家である必要はない。食事をするスペースと寝る場所があって、自分でメンテナンスできるくらいの広さがあればいいのです。

服は、季節に対応できるだけあれば困りません。

食事も、健康でいられるものを食べられれば十分ではないでしょうか。

何をどれだけ持つかは自分で線引きをすればよいのです。

永遠に続くしあわせは、誰にも平等に手に入る

物を手に入れることによるしあわせはその寿命が短いのに対して、本当のしあわせは**誰もが持つことができ、永遠に続くものです。**

誰もが持てるしあわせとは、「満足感で満たされた自分」「穏やかな自分」「喜びにあふれた自分」です。この３つは自分のなかにあるものなので、ほかの**人や物と比べることはできません。**

自分が満足でき、穏やかな気持ちになり、自分が喜べれば、しあわせです。

例えば、あなたがイライラしているとします。原因は自分の怒りだったり、執着心だったり、傲慢さだったりします。そこであなたがイライラするのはどうしようもないと、イライラした気持ちを放置したらずっと嫌な気分のままです。

しかし、イライラしている自分は嫌だと思って、瞑想をしたり、本を読んだり、

私が話したことを思い出したりして、イライラを解消しようとがんばると、怒りが消えたり、執着心がなくなったり、自分は傲慢だったと気づきます。

原因がなくなるので、もうイライラしなくなります。このとき、あなたはイライラから解放されて満足し、気持ちが穏やかになり、自分が変わったことに喜びを感じるのです。

もっと身近なことでいうと、不要な物を捨てたり、人にあげたりするのも、本当のしあわせを得る方法に入ります。

あなたには必要ないものを、必要としている人にあげたら喜ばれるし、あなた自身も相手が喜んでくれてよかったと満足します。家を片づけて不用品を売り、それで得たお金を寄付すれば、寄付を受け取った人は喜ぶし、自分も満足できます。

しかも、「誰かを助けてよかった、寄付してよかった、素晴らしい人に会えた」と心から思ったときの感情は、**永遠にあなたのものです。**

自分の心が満たされたという経験さえあれば、仕事が忙しいときにも**その気持ちを思い出すことができます。**困難な問題にぶつかったときも、**そのときの満足感を思い出すことができます。**

いつもと違うだけで、五感からワクワクがやってくる

みなさんには、本当のしあわせを、より感じるようにしていただきたいと思います。

人には五感（目で見る、鼻で匂いをかぐ、舌で味わう、耳で音を聞く、肌で感じる）が備わっていますね。

でも私からすると、現代人はほとんど五感を感じにくくなっているように見えます。

なぜなら、誰もが超多忙で、自分のことをなおざりにしてでも、仕事や家族の世話をしなければならない状況にいるからです。

例えば、「起きて歯をみがく、コーヒーを飲む、服を着る、電車やバスや車な

どで移動する、仕事をする、ランチを食べる、会議をする、家族の世話をする、夕食を作って食べる、お酒を飲む、寝る」といったルーティンのなかでは、五感を使っているように思えません。

私が五感を使うというのは、「新しいことやものに出合ったときに、目が止まる。いい話だなと思えることを聞く。緑や花の香りをかいで気分がリフレッシュする」など、**ワクワクすることが五感を通して入ってくるイメージです。**

最近、ワクワクするようなことはありましたか？

毎日同じ生活をくり返していると、「ランチはなんでもいいや」となったり、会議でアイディアを出すことなくやり過ごしたり、「いつも同じ時刻の電車に乗れば安心だ」とか、「仕方なく家族の世話をする」など、まったくワクワクすることがありません。

日常のなかでも、

「おいしいランチを見つけよう」
「つまらない定例会議なら、自分からアイディアを出してみよう」
「夕食だけは好きなものを食べよう」

と考えて、**自分で選ぶ生活を心がけると、１日に何度でもワクワクできます。**

電車やバスの車内広告を見て仕事のヒントを得たり、街をよく観察していいお店を見つけたり、人から素晴らしい旅の話を聞いて休暇の予定を立てたりして、**毎日に彩りが生まれます。**

これが、何気ない日常のなかで本当のしあわせを感じる練習になります。

失っても再び手に入るしあわせと、二度と戻らないしあわせがある

誰もが感じるしあわせには、次の7つがあります。

・お金＝財産、資産、貯金、すべてのお金
・名声・評判＝人があなたを信じること
・健康＝元気に動ける体
・友だち＝いま、つながっている友だち
・家族＝すべての家族
・信頼＝自分が人を信じること
・信仰＝国家や神、自然など目に見えないものを信じること

私たちはこの7つのしあわせのすべてを必要としているのです。

この７つのしあわせについて、じっくりと考えてみてください。


お金がなければ生活するのは難しいですね。

誰にも信じてもらえなかったら虚しいですね。

健康でなければしたいことを実現するのが難しいですね。

会うだけでしあわせを感じられる友だちが欲しいですね。

家族とのつながりを一切断つことができますか？

自分が誰も信じられなかったら孤立無援になりませんか？

国を信じられなかったらその国で暮らすのが難しくないですか？

神への信仰心がなかったとしても、神や自然の力を感じる機会があるのではないですか？


ではここでみなさんに質問です。

７つのなかであなたが２カ月後に失ってもいいものを１つ決めるとしたら、それはどれですか？

一度なくしたら、それは二度とあなたのところに戻ってきません。いかがでしょうか？

ほとんどの人は、「お金」と答えるのではないでしょうか。

いま持っているお金をすべて失っても、働けばまたお金は手元に戻ってきます。それでもお金は絶対的に必要だと思うなら、納得がいくまで考え抜いてください。お金だけは失うわけにはいかないという結論が出ても、私は否定しません。

さて、お金以外の、誰かがあなたを信じてくれること、あなたが誰かを信じられること、かけがえのない大事な家族がいること、大好きな友だちがいること、健康であること、あなたが暮らす国やそこにある自然や神を信じる心というのは、あなたが生きている意味そのものでもあります。

7つのなかでお金以外のものは、失ったら**生きている意味も失ってしまうのではないでしょうか。**

７つのしあわせについて考えたとき、みなさんはお金以外にも自分が必要とすることがあると、気づかれたのではないでしょうか？

私には、現代人はお金を得るために90％の力や時間を使って、残りの10％で体のケアをし、友だちや家族との時間を過ごしているように見えます。

もちろん、現代に生きている私たちには、暮らしていくためのお金が必要です。

しかし、お金があればあるほどしあわせになれるわけではありません。

いまお金を得るために使っている時間を、ほかのしあわせを得るためにもう少し使ってもいいんじゃないでしょうか。

しあわせな人生が欲しいなら、自分が持っているしあわせについてとことん考える時間を持ってください。

しあわせの内容は、年齢によって変わっていく

自分にとって何がしあわせかは、年齢によっても違います。

20代、30代までは友だちがいて、お金があればそれでいいと思うのではないでしょうか。

親やきょうだいとのつながりがそれほど大切だとは思わないし、親もきょうだいも元気でいると疑いません。むしろ、親を疎ましく感じることもあるでしょう。友だちと楽しく過ごせればそれでしあわせだと信じきっています。また、若ければ元気なのが当たり前で、まさか自分が病気や大ケガをするなど、夢にも思っていないのではないでしょうか。

40代になると、体に問題がある人が出てきます。

そして自分は不健康なのだとわかります。ここでようやく健康なことはとても

しあわせなことなのだと気づきます。それでも、40代では健康問題はまだそれほど切実ではありません。年老いた祖父母が亡くなったとしても、死は他人事で自分が死ぬのはまだまだ先のことだと思うでしょう。

ところが**50代になって、**同年代の友だちや知り合いが重病になったり亡くなったりすると、自分もいつ死んでもおかしくない年ごろなのだと自覚します。

そしてますます健康でいることがいかに大事か、体に不具合がないことがこんなにもしあわせなのかと痛感します。

お金についてはどうでしょうか。

30代あたりで結婚したり、子どもができたりすれば、家族が心地よく暮らせる家が欲しいと思うでしょう。子どもの教育にもお金がかかるので、もっとお金が欲しくなるでしょう。

40代になれば誰でも自分の老後資金について考えるようになるでしょう。

50代になったら老後の心配はさらに増すでしょう。21世紀に生きている私たちは、いつもお金に振り回されているのです。

私たちがしあわせを感じ、生きている意味を感じるのは、お金を得たときだけではないことを思い出してください。お金を一切持たなくていいとは言いません。けれども、**お金を増やすことだけがしあわせではないのです。**

自然を見渡してみてください。お金で食べ物を買っているのは人間だけです。野生の動物は森の恵みを食べ、生態系のなかで餌を食べています。食べるためにお金は要りません。

人間も本来は森で食べ物を探したり、狩りをしたり、畑で作物を育てて食糧にしていました。貨幣がない世界でも、人とのつながりや何かしらの信仰を持ってしあわせに暮らしていたはずです。

家はお金で買うことができます。けれどもお金に住むことはできません。お金で食べ物を買えるけれども、お金を食べることはできません。

たくさんお金を貯めていたとしても、死んだらお金を持っていけません。

STEP 2

しあわせを満喫する

いつでも「私はしあわせ」と思ってください

みなさんが「しあわせだなあ」と思うのはどんなときですか？
ヨガで体を動かしたとき？
瞑想をしたとき？
空腹でごはんを食べたとき？
友だちとおしゃべりしているとき？
そのしあわせな気持ちは長く続きますか？

ごはんを食べ終えてお腹が満たされたのも束の間、しばらくするとしあわせは消えていく。友だちと話していたときはしあわせだったのに、電車で足を踏まれたらイラッとする。ヨガをしていたときはしあわせな気持ちで満たされていたのに、帰りに駅で人がぶつかってきたら嫌な気持ちになる。

しあわせなときは短いのだと思っていませんか？

しかし、しあわせはあなたの意識次第で、長続きさせることができます。「これをしたからしあわせ、あれをしたからしあわせ」と思うのは、しあわせのぶつ切りです。

少しの時間気持ちが上がっても、ちょっとしたことで気持ちが下がってネガティブになる。そしてまた嬉しいことがあると気持ちが上がる。

こうした気持ちのアップダウンをくり返すよりも、**ずっとしあわせな気持ちが続いたほうが、素晴らしいと思いませんか？**

しあわせな気持ちを持ち続けたかったら、いつでも「私はしあわせ」と思ってください。すると、多少のトラブルでは感情を乱されなくなります。

「私はしあわせです」
「私は元気です」
「今日、あなたに会えて嬉しいです」
「こういう話ができてしあわせです」
「今日はいいことがあってラッキーだった」

「こうしているのはいい時間だな」
「いま、心が静かだね」

いつでも心のなかで思うのです。
ひとりでいるときも、自分に声をかけるのです。

みなさんはこの話を知って、「そうか！　いいことを聞いた」と納得してすぐに「私はしあわせです」と思い始めるかもしれません。けれど、今日１日は実行したとしても、明日も明後日も続けられるでしょうか。

私は、講座で私の話を聞いて「すごい話だ！　感動した」「これを絶対に続けよう」と決めた方々が、帰り道ではすっかり忘れてしまうことを知っています。どんなに心に強く決めても、なじみのないことはなかなか習慣にならないのです。

新しいことを習慣にするには、定期的にくり返すのが最良の方法です。いつでもできると思うと、「いまは忙しいからまあいいか、後でやればいいよね、今日はできなかったけど明日またやればいい」となしくずし的に終わってしまいます。

ですから、朝起きたら「私はしあわせです」と必ず言う。

ごはんを食べる前には必ず「今日もごはんが食べられてしあわせです。ありがとう」と思う。

寝る前に「今日もしあわせでした。ありがとう」と思い、口に出して言ってください。

このほかにも仕事の合間や、移動時間、家事の合間でも**いつでも「私はしあわせです」と思ってください**。私は毎朝、

「太陽の光のひとつひとつの光線が、私に健康と喜び、しあわせを与えてくれます」

と感謝しています。

いつでも「私はしあわせです」と思っていただきたいですが、**トイレやお風呂ではやめてください**。トイレやお風呂は排出する場所なので、ポジティブに考える場所としてふさわしくありません。体から外に不要なものを出す場所では、いい言葉やポジティブな気持ちが体や思考に入ってくることはありませんから。

作り笑顔だけで、しあわせになれると思いますか？

「いつも笑顔でニコニコしているとしあわせになれますか？」と聞かれることがあります。

しあわせなときは自然と笑顔になると思いますので、笑顔としあわせは無関係ではありません。

ですが、笑顔には「心からしあわせで思わず笑顔になる**自然な笑顔**」と、「人間関係をスムーズにするための道具としての**作り笑顔**」の2つがありますね。

例えば、電車で赤ちゃんがいてニコッとしたら、こちらまでにっこりしてしまうのは自然な笑顔です。

しあわせを感じているときの笑顔も自然な笑顔です。

作り笑顔というのは、コーヒーショップに行ったら店員さんが「いらっしゃいませ」と言うときの、心からの笑顔ではない形だけの笑顔のことです。人と話しているとき、話がたいしておもしろくなくても微笑むのも、作り笑顔ですね。

どちらの笑顔がしあわせにつながるかわかりますよね？　もちろん心からの自然な笑顔です。

その一方で、作り笑顔はコミュニケーションをスムーズにする道具になります。ブスッとした顔で名刺交換をするよりも、にこやかな顔で挨拶したほうがその後の会話は弾むでしょう。お客さんには笑顔で接したほうが、売り上げがよくなるかもしれません。

作り笑顔は道具だと割りきって、必要な場面で使うのはいいことです。

とはいえ、作り笑顔の練習をしても、たくさんの人に作り笑顔を振りまいても、本当のしあわせにはつながりません。作り笑顔がうまくなるだけです。

プラスティックでできた造花には香りがないし、水をあげても元気になりませんよね。同じようにあなたが作り笑顔をしたとしても、あなたが嬉しくなることも、誰かが喜ぶこともないのです。

では、自然の笑顔を増やすにはどうしたらいいでしょうか？

しあわせなときには顔の緊張がゆるんで自然と笑顔になると、みなさんは知っていると思います。「しあわせ」というと大げさに感じるなら、自分がいい気分になれるようにすればいいのです。

疲れた自分を癒したり、好きな人に会ったり、尊敬する人の話を聞いたり、人のためになることをしたり、自分が打ち込める仕事に転職したり。

いい気分でいれば、自然と笑顔になれます。

笑顔は自分のためだと、知っていますか？

作り笑顔はコミュニケーションの道具ですので、人のためです。

しかし、自然の笑顔は人のためにするものではありません。自分のためににっこり笑うのです。

自然な笑顔になったとき、私たちの脳内ではエンドルフィンという物質が分泌されることがわかっています。エンドルフィンはストレスをやわらげたり、痛みを緩和したり、幸福感をもたらすものです。


つまり、**自然な笑顔によって、自分がよりしあわせを感じられるのです。**

これは笑った本人の脳の中でしか起きません。

あなたが誰かに自然な笑顔を向けたとしても、相手の脳でエンドルフィンが分泌されることはありません。


あなたの自然な笑顔は、あなたがよりしあわせを感じるためのものなのです。

しあわせを感じたときに自然な笑顔になると、もっとしあわせを感じる。

するとしあわせな気持ちが増幅してもっと笑顔になる。

その笑顔でさらにしあわせな気持ちが大きくなる。

しあわせと笑顔はループして、しあわせの好循環を作り出すのです。

しあわせを周りに伝染させるオーラの話

しあわせが人に伝染することはありません。

あなたがしあわせだなあと思っているとき、隣にいる人がしあわせな気持ちになることはありません。

逆にあなたの隣の人がしあわせを感じているからといって、あなたもしあわせになることはありません。

もし、しあわせが伝染するものだったら、しあわせな人がひとりいれば、その周囲にいる人が全員しあわせになって、またその周囲の人がしあわせになって、この世界にいるすべての人がしあわせになるはずです。

でも、そうではありませんよね。

瞑想やヨガをマスターして、真実のしあわせを知っている賢者のそばに行ったところで、それだけではしあわせにはなれません。

カトリックの指導者であるローマ法王や、仏教の指導者であるダライ・ラマを敬愛している人が彼らの近くに行く機会があったとしても、彼らの思考や行動、幸福感が私たちに自然と伝染することはありません。

賢者に会えた、偉大な宗教指導者に会えた喜びはあっても、**彼らが手に入れた揺るぎないしあわせまでは、もらえません。**

とはいえカリスマは輝くようなオーラを持っています。だから人々は惹きつけられるのです。

ひとつ言えるのは、オーラは周りに影響を与えるということです。

オーラというと、何か特別な人だけが出しているものだと思うかもしれませんが、あなたも、あなたの周りの人も、**すべての人はオーラを出しています。**私たちはオーラを目で見ることはできませんが、肌感覚で感じることはありますよね。

俳優や政治家、アーティストなどの有名人を見かけたとき、「オーラがあった」と表現することはありませんか？　そんなときは、彼らの**ポジティブオーラ**を感じて、「やっぱりすごい！」と感じ入るわけです。

ポジティブオーラを感じる一方で、みなさんは**ネガティブオーラ**も感じ取っています。

職場、もしくは友だちと過ごしているときに、「いま、この人に話しかけないほうがいいな」と感じることはありませんか？「この人」は、そのときネガティブオーラを発しているのです。

家族とけんかしてもやもやしているのか、体調が悪いのか、機嫌が悪いのかはわかりませんが、その人の周りにピリピリして、どんよりとした空気が漂い、人を寄せつけないオーラが出ているのです。

しかし、有名人はいつでもポジティブオーラを出しているわけではないし、身近な人だけがネガティブオーラを出すということではありません。

オーラはそのときのコンディションで変化します。ひとりの人が、あるときはポジティブオーラを出し、あるときはネガティブオーラを出します。みなさんが出しているオーラも、その時々で変わります。

しあわせを人に伝染させることはできませんが、あなたがしあわせを感じてポジティブオーラを出していたら、周りの人もポジティブな気持ちになる可能性は高まります。

あなたのポジティブな波動が、隣の人が持っているポジティブな波動と共鳴して、隣の人がよりポジティブになるからです。

あなたのオーラが、隣の人のオーラにも影響を与えるのです。

しあわせな人は、ストレスに強くなります

自分が満たされてしあわせでいると、ストレスに強くなれます。ストレスがかかりそうなことが起きたときに、ストレスをはねのけることができるのです。

ストレスの原因がよく見え、それを回避することができるからです。

例えば、誰かと話している途中で疲れたら、「また後で話しましょう」と提案できます。

仕事が溜まって途方に暮れたら、「ほかのことをして気分転換すればいい、誰かに手伝ってもらえばなんとかなる」と気づけます。

家族の世話で疲弊したら、「手伝ってくれる人はいないか、自治体のサービスを利用できないか」と考えられます。

自分が満たされていないと、ストレスをもろに受けてしまいます。

もっとこうなりたい、あのときに違う道があったかもしれないと気持ちが不安定になっていると、些細なことで心がかき乱されて、どんどんストレスが溜まっていくばかりです。

不安でどうしようもなければ、思考が鈍ってストレスの原因に気づくこともできず、解決策を見つけることなどできません。

そしてますます疲れたり、嫌になったり、どうでもいいやと投げやりになってしまうのです。

だからまず、あなたがしあわせになることが大切なのです。

いまのしあわせを長くキープするシンプルな方法

誰もが持てるしあわせとは、「満足感で満たされた自分」「穏やかな自分」「喜びにあふれた自分」だと言いました。

あなたがこの3つのどれか1つ、あるいは2つ、あるいは3つすべてを感じてしあわせいっぱいになったとしても、その気持ちが1日中続くとか、1週間ずっと続くことはありません。

気持ちはアップダウンするものだし、あなたを取り巻く状況も刻々と変わるものだからです。


人生とは旅のようなものです。

いま、あなたの前にはまっすぐな道が1本だけ見えているかもしれません。この道を進んでいけば、ゴールには必ずしあわせがあるはずだと考える道です。

しかし、その1本をどこまでもスムーズに進めるとは限りません。あなたが進んでいる道を何かがふさいで前に進めないこともあるし、誰かがあなたを邪魔することも、あなた自身が疲れ果てて進めないときもあるでしょう。

そうした困難に出合ったら、

「目の前の道のほかにも脇道がある」
「隣にも道はある」
「少し引き返してもいい」
「その場で疲労が回復するまで休んでもいい」

と考えて、自分がもっとも快適な方法を探せばいいのです。**目の前にある1本の道にこだわる必要はありません。**

人生という旅にはさまざまなバリエーションがあります。目の前の道だけを見るのではなく、**目線を上げて、広く周囲を見渡してみてください。**

「いまの仕事をやり続けるしかない」
「緊張感のある人間関係を続けなくてはならない」
「自分はいじめられてばかりの人生だ」
「自分にはこれしかない」

と思い込まなくてもいいのです。**自分がしあわせで快適に過ごせる選択をし続ければ、あなたのしあわせは長く続きます。**

いまの仕事がつらかったら、転職してもいいし、しばらく休んでもいいかもしれません。家族と一緒に暮らすのがつらかったら、しばらくひとり暮らしをしてもいいかもしれません。その時々で自分が満たされる、穏やかになれる、喜びを感じられる選択をすればいいのです。

しあわせを長くキープするために必要なことを私が説明するときに、よく使う例を紹介しましょう。

あなたが車で旅に出て、高速道路からきれいな富士山が見えたとしましょう。天気もいいし、しばらく富士山を見ながら運転したいなと思います。

でも、雲が出てきて富士山が見えなくなることもあるし、トンネルに入ることもある。ビルや森にさえぎられて見えなくなることもある。道路が渋滞したら、富士山が見えていてもイライラするかもしれない。

そんなとき、あなたは「富士山がよく見えるように車線変更しようか、もっとゆっくり見るために高速道路を降りようか、もっと長く富士山を見るために道を引き返してもう一度見ようか」などと考えるのではないでしょうか。

「きれいな富士山を見る」というしあわせを少しでも長く引き延ばそうとして、「車線変更する」「引き返す」「その道から出る」といった方策を考えて、そのなかからいちばんいい選択肢を選ぶのです。

それと同じで、あなたのしあわせを長続きさせる方法はひとつではありません。周りを見渡せばいくつもの方法があることに気づくはず。そのどれかを試してみればいいのです。

しあわせすぎて怖い、いつか不幸になるという心配は無用です

しあわせをキープする方法を知れば、人は誰でも永遠にしあわせになれます。

ですが、私が「人は誰でもいつでもしあわせになれるし、しあわせはキープできる」と話すと、「人は苦しいことやつらいことがあるからこそ、楽しみやしあわせをより強く感じられるのではないですか？　つらいことがあれば楽しいこともあるのが人間らしさではありませんか？」と質問されます。

みなさんはどう思いますか？

「人生にはアップダウンがあるのが当たり前で、好調なときもあれば不調なときもある。健康なときもあれば病気になるときもある」と思っていませんか？

自分に関することのほかにも、明るい昼があれば暗い夜もある、山があれば谷もある、右があれば左もある、前があれば後ろもある。このように何事にも二面

性があることを当たり前に思っているのではないでしょうか？

しかし、**物事には必ず二面性があるというのは本当でしょうか？**

前提として、みなさんは「地球に暮らしている」と考えていますよね。たしかに地球には昼と夜があります。山もあれば谷もあります。右も左もある、前と後ろもある、地球には重力があるので上と下もあります。

そして私たちは、自然の法則に従って暮らすことが最も大事だと考えます。

一方で私たちは、およそ５０００年前にはすでに星と太陽、月の関係を見つけて、宇宙の存在を知っていました。宇宙での自然活動によって地球や人間ができたことも知っていました。

そして**私たちが住んでいる地球は、宇宙に浮かんでいる星のひとつです。**

私たちは、宇宙を含めた自然の法則に沿って暮らすことが大事なのです。

これを踏まえて、私たちは「宇宙に暮らしている」という前提で考えてみてください。

宇宙には重力がないので、上と下もないし、前と後ろもありません。

宇宙の話をされてもピンと来ないなら、宇宙飛行士が宇宙空間で漂っている映像を思い出してください。上は頭があるほうですか？　下は足があるほうですか？

宇宙空間には重力がないので上とか下とかという概念すらないのです。

太陽の光が届かない宇宙空間はいつも暗くて昼も夜もありません。右も左もありません。**宇宙に二面性はありません。**


人間は宇宙から生まれたものだと考えます。

二面性のない宇宙から生まれたのですから、私たち人間の感情や肉体に二面性はありません。


話を戻して、楽しみも悲しみもあるのが人間だと思っている人に質問します。

病気になっても、治るから大丈夫と思えますか？

今月を元気に過ごしたら、来月は病気になる準備をしますか？

とても悲しいときに、後で楽しくなるから平気と思えますか？

とても楽しいときに、後で悲しくなると思いますか？

病気のつらさも心のつらさも、できるだけ早く回復させたいと思いますよね。地球上で起こる自然現象には二面性がありますが、**私たちは心や体に二面性を求めていません。**

しあわせなことがずっと続いたら、それこそ至福ではありませんか？　しあわせすぎて怖いとか、こんなにしあわせで大丈夫かなとか、いまはしあわせでもきっといつか悪いことが起きると、心配しなくていいのです。

永遠のしあわせを願うことは私たちの本質です。

病気になったら早く治したいと思うのは、人が永遠のしあわせを願っているからです。私たちの心の奥底には、永遠のしあわせが存在しているのです。

だから、しあわせなときは「しあわせだ」と思い続けていいのです。

STEP 3

永遠のしあわせをつかむ

あなたは自分のしあわせに気がついていないだけかもしれません

あなたはどんなときにしあわせを感じますか？

予想よりもボーナスをたくさんもらえたとき、入学試験や採用試験に受かったとき、誕生日を祝ってもらったときなど、**過去のこと**を思い出すかもしれません。あるいは、子どもが大学に入ったら、この人と結婚できたら、家を買ったら、希望する仕事に就けたら、健康で長生きできたらと、**未来のこと**をイメージするかもしれません。

過去にせよ未来にせよ、よい結果だけを取り上げてしあわせだと考えるのは、考えものです。

しあわせは、結果ではなく、そのプロセスのなかにあるからです。

いま、しあわせですか？

いまはまだ、辛抱するときだと思っていますか？

みなさんはこれまで生きてきて、「いまは我慢のときだ。これができればきっとしあわせになれる」と、ずっと辛抱してきたのではありませんか？

今日から、しあわせは未来にある結果ではなくて、いまあなたがしていること、思うこと、感じることにあるのだと頭を切り替えてください。

身近なところにしあわせを感じられれば、毎日しあわせな気持ちで暮らせます。

しあわせは我慢の末につかむものではなくて、「いま、〇〇していてしあわせ」と思うことなのです。

いちばん幸福感が高いのは、生まれたての赤ちゃんの心です

改めてみなさんに尋ねます。

しあわせになりたいですか？

もちろん、答えはＹＥＳですよね。ではどうしたらしあわせになれるのでしょうか？

じつは、みなさんは**すでに最高にしあわせな時間を過ごした経験があります。**

それは、生まれてから3、4歳までのことです。

しあわせは、西洋的な価値観とヨガの価値観ではまるで違います。

欲や願望が満たされるとしあわせになる、そしてしあわせは無限大に大きくなるものだと考える西洋の価値観に対して、ヨガでは心も体も純粋な赤ちゃんのこ

ろがしあわせのマックス（最大）だと考えます。

生まれたての赤ちゃんから3、4歳の幼児のころまでは、最高にしあわせで、ナチュラル（自然）な状態です。

3、4歳までの幼児がナチュラルだとする理由をお話ししましょう。

物心のつかない子どもは、明るくゆらめくろうそくの火をつかもうとしたり、犬や猫、昆虫やミミズなど、目にした生き物に触ろうとしたりします。火に触れると熱いとか、犬に噛みつかれることがあるとか、猫にパンチされることもあるとか、毒を持つ生き物がいるとかといったことを知らないので、**恐れることがないのです。**

生まれたての赤ちゃんは、そのときそのときに、自分のしたいことをするし、心配も不安も、期待もしません。ただ純粋に、心や体が求めるままに、喜んだり、笑ったり、楽しんだり、食べたり、寝たりするのです。これが人間のナチュラルな状態です。

そこから成長していくと、ナチュラルな状態からアンナチュラル（不自然）な状態に転落していきます。恐れなど微塵《みじん》もないピュアな心に、**世の中からどんどん恐れが入り込んでくるからです。**

犬は噛みつくこともある、火は熱い、これをすると親に叱られる、みんなと同じようにしていないと先生に叱られる、友だちと仲よくするには空気を読まなくてはならない……。

どれも社会で生きていくために知っておくべきことではありますが、生きる術を身につけることは、同時に恐れや心配、不安な気持ちを持つことになるのです。

人は誰でも一様に、ナチュラルさを失っていくことを知ってください。

ナチュラルとは反対にアンナチュラルな状態では、人はネガティブ思考になります。

「人にどう思われているのか気になってしょうがない」
「これをしても大丈夫だろうか」
「苦手な人に会ったらどうしよう」
「この仕事が失敗したらどうしよう」
「子どもが病気になったらどうしよう」
「いつも自分ばかり忙しい」
「自分よりも恵まれている人が羨ましくてしょうがない」
「雑念で気持ちがかき乱される」

こうした思考に陥ると、知らず知らずに否定的な言葉を発するようになります。心配や不安が尽きなくて、まだ起きてもいない悪い事態にびくびくしてしまうのです。

「ああ、疲れた」
「自信がないけど、やってみるか」
「きっとうまくできないけど、やらなきゃ」

「これを私がやっても大丈夫かな？」

「どうせ自分なんか」

でも、あなたは大丈夫です。

成長とともに心配や不安が襲ってきて、徐々にしあわせが小さくなった状態だとしても、自分が生きる意味や目的を見つけて行動し続けると、マックスにしあわせだった**赤ちゃん時代の幸福感を取り戻すことができます。**

いまから「しあわせだった赤ちゃんの心」に戻ることはできるのです。

友だちができないと不幸だと思いますか？

友だちがいない自分はみじめだ、友だちがたくさんいたほうがしあわせだと思っていませんか？

結論からいうと、たとえ友だちがいなくても、不幸というわけではありません。

まず**友だちの数**は問題ではありません。

自分が大切に思って、親身になって励ましたり、悩みを打ち明け合ったり、どうしているかな？と連絡を取り合ったりできる人が、ひとりでもいればいいと思います。

若い世代では、ＳＮＳでフォローし合ったら友だちだと思うかもしれませんが、例えば１００人のフォロワー全員の近況を把握して適切な言葉をかけるのは難しいですよね。ハッピーバースデーのメッセージを送るだけでもたいへんです。

ある調査によると、ＳＮＳでメッセージを送り合えるのは、最大で１００人だそうです。もしＳＮＳに１００人の友だちがいて、メッセージのやりとりを続けられたらそれはすごいことだと思います。

友だちができないと思い悩んでいる人もいるでしょう。

それは決して、みじめなことではありません。そのことで人からどう思われたとしても、問題ありません。なぜなら、**誰にとっても、いちばんの友だちは自分だからです。**

つらいとき、迷ったとき、自分で自分に問いかけることはありませんか？

自分の進路を決めるときに「本当にこの道でいいのか？」

結婚するときに「本当にこの人でいいのか？」

職場の人間関係に疲れ果てたときに「仕事をやめたほうがいいのか？」

迷ったとき、いまの状況を切り抜けたいときに決断するのは、最終的にあなた自身です。

あなたは自分の心の声が聞きたくて、あなた自身に問いかけるのです。

あなたを世界中でもっとも理解しているのはあなた自身だと、自分でもわかっているからです。

親よりも、うわべだけの友だちよりも、もちろん教師や職場の上司よりもはるかに自分のことを知っています。

相手のことを思い合って、親身につきあえる人が友だちだとすると、いったい何人まで友だちを増やせるでしょうか？

友だちが増えれば増えるほど、友だちづきあいで疲れ果て、しがらみが増えて苦しくなることもありますよね。友だちはいなくてもいいし、数人でもいい。自分が心を込めてつきあえる人数で十分です。

例えば、心を込めてつきあえるだけの余力がないのであれば、無理に友だちをつくる必要はありません。それよりも、いちばんの友だちである自分と心をこめてつきあうことのほうがよほど大事です。

それでも気になる人は、**どうして友だちが欲しいのか**をとことん考えてみてください。友だちに限らず、これがあればしあわせになれると思うものがあれば、その理由を考えてみてください。

すると自分が本当に求めていることが見えてきます。

何も願いがないと、人はしあわせを感じることができません

しあわせになるには、自分をマネージメントする力が必要です。マネージメントを日本語に直訳すると「管理」です。例えば自分のお金を管理する、生活時間を管理するのもマネージメントです。

ですが私が言うマネージメントは、もう少し広い意味で、自分で「私はこうしたい、こうする」と決めて、それを実行する力のことです。

あなたがしあわせになりたいと願うとき、どんなことをイメージしますか？
いつも穏やかな気持ちでいたい？
健康になりたい？
たくさんの友だちと楽しく過ごしたい？
好きなことだけして暮らしたい？

苦労しないでラクに暮らしたい？

人は、自分の願望が叶うことでしあわせを感じます。

ですから、何も願わないで過ごしていては、しあわせを感じることができません。

何も望まず漠然と「しあわせになりたい」と思うだけでは、しあわせを感じられないのです。

自分の夢を叶えるために行動するのもマネージメントです。あるいは自分はこういう人になりたいと理想の姿を描いて、そこに近づくために切磋琢磨するのもマネージメントです。

これまで、親の言うとおりにしてきた、友だちと同じように行動してきた、目立たないように、あるいは周囲から浮かないように過ごしてきた人もいるかもしれません。

人それぞれに、そうやって生きてきた理由があるのだと思います。

でも、人から言われたことに従っているときは、自分をマネージメントしていません。そこに自分の意思がないからです。

人は、自分をマネージメントできると、しあわせを感じます。

人から言われたことは脇に置いて、どうせ自分はダメだという気持ちは捨てて、自分が本当は何をしたいのか、どう生きたいのかを考えてみてください。

第5章

感謝が人を生きやすくする

STEP 1

ありがたみに気づく

見るだけでしあわせになる写真を、スマホに入れてください

みなさんはスマホにどんな写真を保存していますか？

私はすぐに見られるところに母の写真を置いています。もちろん家族の写真も置いています。そして私の師匠の写真もすぐに見られるようにしています。

なぜなら、写真を**見るだけでしあわせになれるからです。**

見るたびに感謝の気持ちを持てるからです。

みなさんのスマホのアルバムにはたくさんの写真があると思います。

そのなかでくり返し見るのは、大好きな友だちとの写真や、愛する家族の写真、かわいがっているペットの写真、感動した風景の写真ではありませんか？

見るだけでしあわせになれる写真は、**1日に何回でも見てください**。

そして自分をしあわせにしてくれることに、**感謝してください**。

しあわせは、目標を達成したときにだけ感じるものではありません。

仕事があればしあわせ、結婚できればしあわせ、子どもがいればしあわせ、やりたかったことができたらしあわせと、自分のしあわせを決め込まなくていいのです。


風邪をひいて体調を崩していたのが治って元気になればしあわせですよね。

うれしいことがあれば心がしあわせになります。

素晴らしい景色を見たら気持ちが満たされるし、いい香りをかいだら気持ちが落ち着きます。

鳥のさえずりや美しい音色を聞けば心が潤い、好きなものを食べたら幸福です。

肌ざわりのいい服を着たらしあわせになれますよね。

普段の生活に**ちょっとしたしあわせ**がいくつもあると、それらがまとまって**大**

きなしあわせに感じられるのです。

そう、しあわせはいろんな場面で感じることができるものなのです。

自分が少しでもしあわせを感じる場面を積み重ねれば、**しあわせな時間がどんどんつながって、しあわせを感じる時間が長くなるということです。**

あなたがしあわせを感じる時間が長くなれば、あなたにしあわせをもたらしてくれた人やものに感謝する時間も長くなります。

そうして**心が純粋さを取り戻していきます。**

まず自然に感謝してください

みなさんが感謝するのは、誰かが自分のために何かしてくれたときかもしれません。

仕事でお世話になった、励ましの言葉をくれた、困ったときに助けてくれた……。そんなときに相手に感謝の言葉を言うのは必要なことです。

ですが、もっと重要なのは、「自然」に感謝することです。

1日のはじめに、まず自然に感謝してください。

なぜ自然に感謝するのか疑問に思うかもしれませんね。

私が自然に感謝してくださいというのは、人間が生まれるよりも先に太陽があって、水があって、大地があって、木があって、風が吹いて、食物ができて、そして人間が存在しているからです。もし自然がなければ私たちはいまここにいません。

だから人間を誕生させた自然に感謝すべきなのです。

真っ先に自然に感謝したら次は、

「今日も自分が目覚められたこと」に、命に感謝してください。

みなさんは昨日の夜に寝て、朝に目覚められるのは当然だと思うかもしれません。しかし実際に、眠っている間に命を落とす人はいます。

誰がなんと言おうと、あなたが朝目覚められたのは、素晴らしいことなのです。ですから、今日も体が動く、ちゃんと意識がある、元気で生きている、そのことを、自然に感謝してください。

まだ終わりではありません。

今日も元気なことを自然に感謝したら、

自分の親とご先祖さまに感謝してください。

感謝するほどの親じゃないと思っても、親が嫌いで親のことなど考えたくないと思っても、親がいなければあなたは存在しません。

ご先祖さまがいなければ、あなたの親もあなたも存在しませんから、親とご先祖さまに感謝してください。

そしてあなたの周りにいる人、例えば家族だったり、友だちだったり、仕事仲間だったりにも感謝してください。

ここまでの4つが感謝の基本です。

自然、命、親、隣人に、毎朝、毎日、感謝してください。

感謝できるチャンスがあれば、いつでも感謝してください。

例えばごはんを食べるときは、日本語の「いただきます」のように、作物を作ってくれた人に感謝、いま目の前にある食材を手に入れてくれた人に感謝、ごはんを作ってくれた人に感謝します。

もうひとつ感謝する対象を加えるなら、神に感謝してください。

神というのは、地球上で信仰されている仏教の仏さまや、神道の天照大神や、キリスト教のイエス・キリストや、ヒンドゥー教のヴィシュヌ神ではありません。「超越した宇宙の神」のことです。

宇宙のなかに地球が生まれて、地球上の自然から人間が生まれたので、その大もとの神に感謝するのです。

神という言葉に抵抗があるなら、「宇宙」でもいいし、英語で「スプリーム（最高、至高）」と言ってもいいですよ。

私たちがいま、ここに存在している大もと、すべてのはじまり、神のなかの神に感謝してください。

感謝の気持ちは、生きやすさにつながります

あなたは自分がエゴイストだと思うことがありますか？
エゴイストとは、自分が得することを最優先し、周りの意見を無視して物事を進める人のことです。計算高く、傲慢な考え方をする人のことですね。

例えば、カフェでコーヒーを飲むときに、**「お金を払うんだから」とまったく感謝の気持ちがなければ、それは傲慢です。**

コーヒーの対価としてお金を払うのは当然です。そのうえでコーヒーをいれてくれた人に感謝、テーブルまで運んできてくれた人に感謝、お会計をしてくれた人にも「ありがとう」と言って心から感謝すべきなのです。

傲慢な気持ちは、カフェでだけ出るものではありませんね。
人の意見を聞かず、自分だけが得をすればいいといった態度で仕事をしたり、

「家に帰ったらごはんが出てくるのは当たり前」と家族に感謝がなかったり、友だちが優しい言葉をかけてくれるのは当然だと思ったり。

生活のさまざまなところで傲慢、自分本位、他者のことを考えない気持ちが出てしまうと、エゴイストになっていくのです。

ではエゴイストの何がいけないのでしょうか。「仮にあなたが自分の欲をむき出しにしているエゴイストだったら？」と考えてみてください。

「仕事では相手にされなくなって職を失う」
「家族に愛されず見放される」
「友だちだと思っていた人は離れていく」
「人間関係が崩壊して悩む」

何もいいことはありませんよね。

もし少しでも思い当たることがあったら、自分を最優先する気持ちを手放して、感謝の気持ちを持ってください。

わかっているけどなかなか感謝の気持ちを持てないなら、**朝起きたときに**、神様に対して「今日も1日生きるために力を与えてください」と**お願いしてください。朝にお願いをして1日を無事に過ごせたならば、寝る前**に、神様に対して「あなたから力をいただいたので、今日も1日を過ごせました」と**感謝できるのではないでしょうか？**

これを毎朝、毎晩くり返し続けると、傲慢な心が消えていきます。

では、あなた自身に対してはどうでしょうか？

自分のことに満足できず、「寝ないで、もっとがんばろう」「食べずに、もっとがんばろう」と自分を追い込んでいたりしませんか？

しかし、自分を追い込むよりも、自分自身にも感謝をすることが大切です。

「がんばるのはいいことだ、誰にも迷惑をかけていない」と思うかもしれません。

しかし、眠らず、食事もしないでいれば、体がダメージを受けます。

ある程度は気合いでがんばれたとしても、次第に気力が失われ、燃え尽きてしまうこともあります。その結果、病気になるかもしれません。

あるいは、無理してがんばった結果成功したら、「私はすごい」と傲慢になってしまうかもしれないし、がんばったのに失敗したら、ただそれだけで自暴自棄になってしまうかもしれません。

それよりも、まずはがんばってくれている「自分」に感謝して、もっと「自分」を大切にしたほうがいいでしょう。

人が自分のためにしてくれたことに、気づいてください

「感謝することなど何もない」と思う人もいるかもしれません。

「自分は勉強をがんばって、一流大学に入って、大企業に就職してそれなりの地位にいるし、収入だって申し分ない。自分ががんばってきたのだから当然の結果であって、人の力など借りていない」と思う人もいるでしょう。

あるいは「自分は家族にも友だちにも恵まれなかった。学校でも職場でも見下されてきて収入も少ない。自分の人生は悪いことばかりで感謝することなど何ひとつない」と思う人もいるでしょうか。

しかし、本当にひとつも感謝することがないでしょうか?

これまでの人生を振り返ってみてください。

人間は例外なく母親から生まれてきますよね。母親が産んでくれなければあな

たはこの世にはいないのですから、**まずは産んでくれたことに感謝しませんか？**

そして自分では何もできない赤ちゃんのころに、ミルクを飲ませて、おむつを替えて、**世話をしてくれたことに感謝すべきです。**しゃべり方を教えてくれたのも、歩き方を教えてくれたのも、服の着方を教えてくれたのも親ですよね。学校に行くようになって自分のことは自分でできるようになってからも、親はあなたを養い、習い事や塾の費用を出し、送り迎えもしてくれませんでしたか？

あなたが生まれてからこれまでの人生で、**親がしてくれたことは数えられないほどたくさんあるはずです。**

「自分の親は何もしてくれなかった」という人もいるかもしれませんね。それなら、**あなたを育ててくれた人に感謝してください。**

生まれてからいままで、誰の世話にもならなかった人はいないのですから、感謝することが一切ないはずがありません。

友だちはどうでしょうか。友だちとは対等な関係なのだから感謝することはないと思いますか？　愚痴を聞いてくれたらありがたいし、一緒に楽しい時間を過ごしてくれたら嬉しいし、困ったときに救いの手を差し伸べてくれたら助かるし、話を聞いて欲しいときに時間を作ってくれたら「友だちでいてくれてありがとう」と思うはずです。**友だちがしてくれたこと**を考えたら、自然と感謝の気持ちが生まれてきませんか？

感謝の気持ちが持てないのは、**相手が自分にしてくれたことをちゃんと見ていない**からです。もしくは、自分のために誰かが何かをしてくれるのは当然だと、**自分中心**に物事を考えているからです。

人が生きていられるのは、周りの支えがあるからです。

そのことに気づかず感謝しなければ、あなたは誰からも相手にされなくなります。悩みが多くて生きるのがつらいとか、気づいたら友だちがいなくなってひとりぼっちになっていたとか、人間関係で失敗することが多いのは、感謝の気持ちを忘れているからです。

まずは人が自分のためにしてくれたことに気づいてください。そして感謝しているなら「ありがとう」と**言葉を発して、伝えてください。**

「ありがとう」を何度も言えばいいわけではありません

挨拶のように「ありがとう」を何度もくり返す人に出会うことがあります。何度も言われると、「本当に感謝してるのかな?」と思ってしまいます。

「ありがとう」は、心を込めて1回言えば伝わります。

感謝の気持ちを言葉にして相手に伝えるのが「ありがとう」ですから、心を込めて1回言えば十分です。

もちろん、心から感謝していて一度の「ありがとう」ではその気持ちを伝えきれないというなら何度言ってもいいです。

とはいえ何度言われても、1回も感謝の気持ちが入っていなければ、言われた人はただの挨拶のように感じます。

みなさんは神社にお参りすることがありますか？

神様にお参りするときは、「ありがとうございます」と感謝します。「無事に暮らさせていただいて、ありがとうございます」「穏やかに暮らせているのは、神様のおかげです」と言うのです。

このときも決まり文句のように形だけ言うのではなく、**心を込めて感謝の気持ちをはっきり伝えてください。**

STEP

2

心を純粋にする

けがれを知らない子どもの心になるには

私たちがもっともケアすべきなのは、心です。

けがれを知らない子どものような、**純粋で透き通った心**にしておくことがとても大切です。

心は一度ダメージを受けたら完全に回復するのは難しく、時間もかかります。**心**が傷ついて考え方が歪んでしまうと、考え方のくせを直すのもたいへんで、気持ちを変えるのはかなり難しいですよね。ですから、**できるだけ心にダメージを受けないようにすることが重要なのです。**

ネガティブな感情が心に溜まっていたら、心は濁っていきます。

ネガティブな感情のほかにも、傲慢にふるまっているとき、過剰に自己主張しているときも、**心**が濁ります。

心が濁っていると、自分だけがいい思いをしようとずるく立ち回ったり、他人の気持ちなどまったく考えずに人を傷つける言葉を口にしたり行動したりして、周囲に迷惑を撒き散らします。

「周りに人がいるから自分がここにいられる、会社があるから仕事ができる、社会で働くたくさんの人のおかげで食事ができる」ことが見えなくなるのです。

人は社会のなかで生きています。「自分は自分の力だけで生きている」と思うのは間違っています。

「自然のおかげで生まれてきた」「たくさんの人のおかげでいま自分は生きていられる」と感謝してください。

「いつでも水が使える、電気が使える、ガスが使える、病気になったら治療してもらえる」……こんなにありがたいことはないですよね。

感謝の気持ちは、心を浄化します。

感謝すると、心の濁りは少しずつ消えていきます。すると不安や迷い、悩みもなくなって、しあわせになれます。

感謝の気持ちを持って、心を純粋な状態にしておこうとしても、時には不安や迷いが出てきたり、他人や社会に振り回されたりすることもあります。自然の景色が刻々と姿を変えるように、あるいは天気が安定しないように、あなたもあなたの周りも変化します。

でもそうなったら、**また自分を見つめ直せばいいのです。**

心が純粋でしあわせな状態かわかる3つのサイン

感謝の気持ちで得られるしあわせな心を、**純粋な心**といいます。

純粋な心というのは、

・心が明るい
・心が軽い
・心が温かい

という状態にあることです。この3つを感じられたら、あなたがしあわせだというサインです。

心が明るいのはポジティブなときです。
心が軽いのは自分を許せるときや、気持ちがラクなときです。
心が温かいのは人づきあいがうまくいっているとき、暮らしの環境が整っているときなどで、人を許すことができます。

これらがそろって心が純粋になると、他人から何を言われても気にならないし、他人のネガティブさをはねのけられるので、心が濁らず、純粋を守れます。

恥ずかしがり屋で「自分は暗い」と思っている人は、心が明るくなるなんて無理だと思うかもしれませんが、そんなことはありません。恥ずかしがり屋はあなたの「性格」であって、**心はいくらでも明るくなれます。**

物静かで口数が少ない人も、何事にも慎重で軽い行動はできない人も大丈夫です。あなた自身が「心が明るい」「心が軽い」「心が温かい」と感じられればいいのです。

人がどう感じるかは関係ありません。

もし自分で「心が暗い」「心が重い」「心が冷たい」と感じるなら、ポジティブに物事を考えたり、瞑想したり、自然の法則に気づいたり、自分が本当にしたいことを探してください。

この本でお伝えしたことはすべて、あなたの心を純粋にするための方法でもあります。しあわせの３つのサインを感じられなくなったら、何度でも読み返してください。

勘違いしないで欲しいのは、がむしゃらにがんばって自分を奮い立たせるのは、私が言うポジティブではないということです。

たいへんなことが起きても無理矢理「大丈夫です！」とニセモノの笑顔を作るのは、私から見ると闘っているように見えます。一見とてもポジティブな人に見えるかもしれませんが、その心には**明るさも軽さも、温かさもありません。**

しあわせのサインの３つをすべて同時に感じられたらベストですが、たとえ３つのうちの１つだけでも感じられれば、そこからしあわせが広がっていきます。

心が純粋であればそれだけでしあわせだということを、どうか忘れないでください。

1 本当の自分が見える3分瞑想

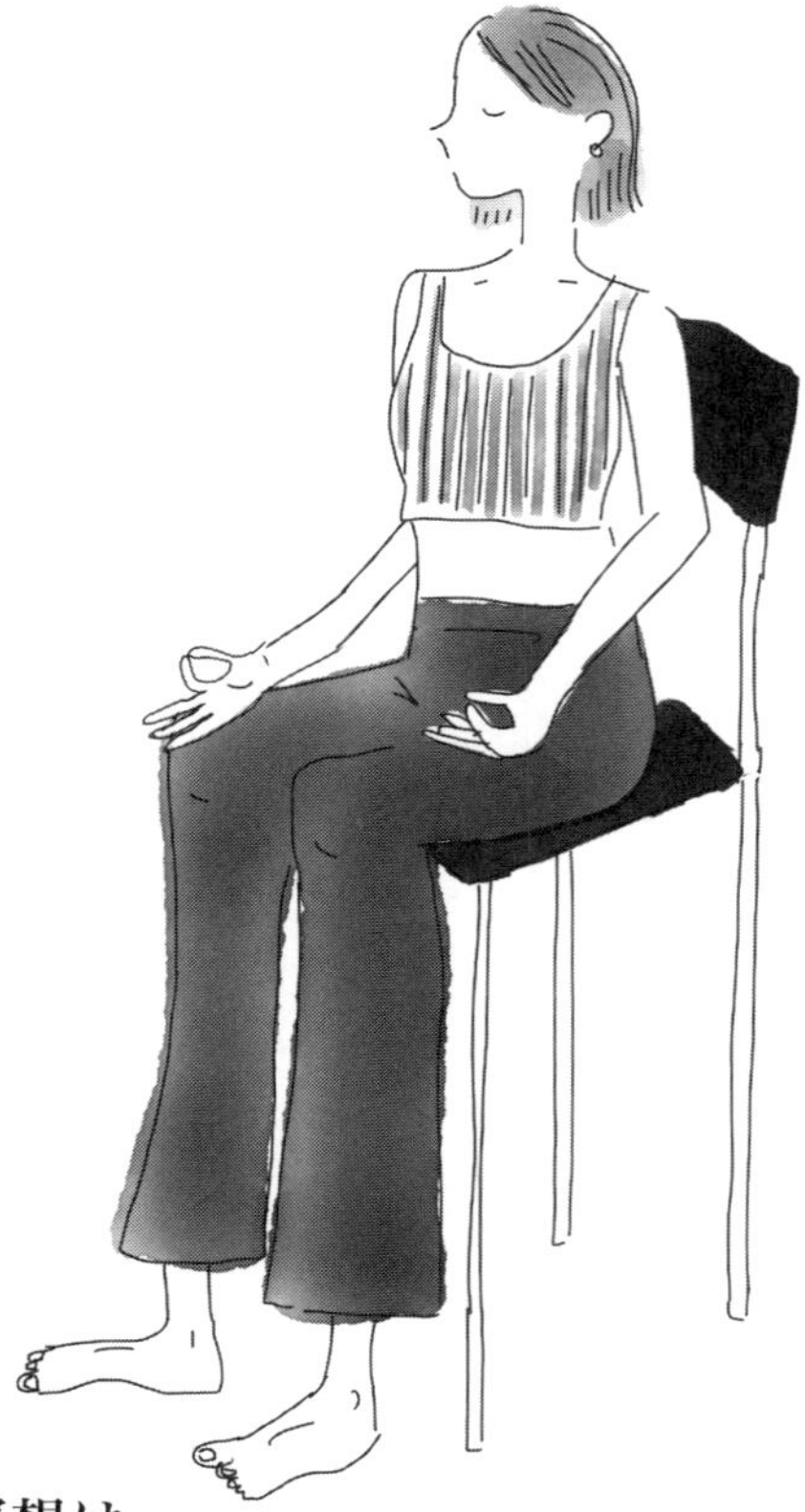

瞑想は座れるスペースさえあればどこでもできます

不安になったとき、迷ったとき、イライラしたとき、心がざわついたときなどに行うと、心が鎮まり、本当の自分の気持ちが見えてきます。

1. 背骨をまっすぐにして座る。あぐらでも正座でも、イスに座ってもいい
2. 肩の力を抜いてラクにし、アゴを少し上げて肩を後ろに下げる
3. 親指と人差し指の先を輪にして手のひらを上に向け、太ももに置く
4. 目を閉じる
5. 鼻から深く息を吸って左脚を感じる
6. 鼻から息を出しながら脚をラクにする右脚も同様に行う
7. 鼻から息を吸って、鼻から息を出しながら左腕の手首、ひじ、腕、肩の緊張を解く
8. 右腕も同様に行う
9. 鼻から息を吸いながら背骨をまっすぐにする
10. 鼻から息を出しながら尾てい骨から頭頂まで緊張を解く
11. 鼻で息を吸いながら肩と首を感じて、鼻から息を出しながら緊張を解く鼻でゆっくり呼吸する
12. 鼻から息を出すときに思考や感情をすべて外に出す
13. 自分の内側に「私は健康です。私はしあわせです」と伝える(声に出さない)。12と13を数回くり返す
14. 心に静けさが持てたら、手の指を開いてゆっくり目を開ける

2

不安を感じたときに心を落ち着かせる呼吸法

脳のバランスを整える

●親指で右の鼻を押さえて、左からできる限り空気を吸いこむ。目一杯吸ったら左の鼻をくすり指と小指で押さえて右から空気を出す。

●左の鼻を押さえたまま、右から空気をできる限り吸いこむ。右の鼻を押さえて左から空気を出す。

●これを自分のペースで3～4分くり返す。

［呼吸のヒント］

空気を吸う長さと、空気を出す長さを同じにするとスムーズに行える。3秒かけて吸い3秒かけて出す、5秒で吸い5秒で出すリズムで。

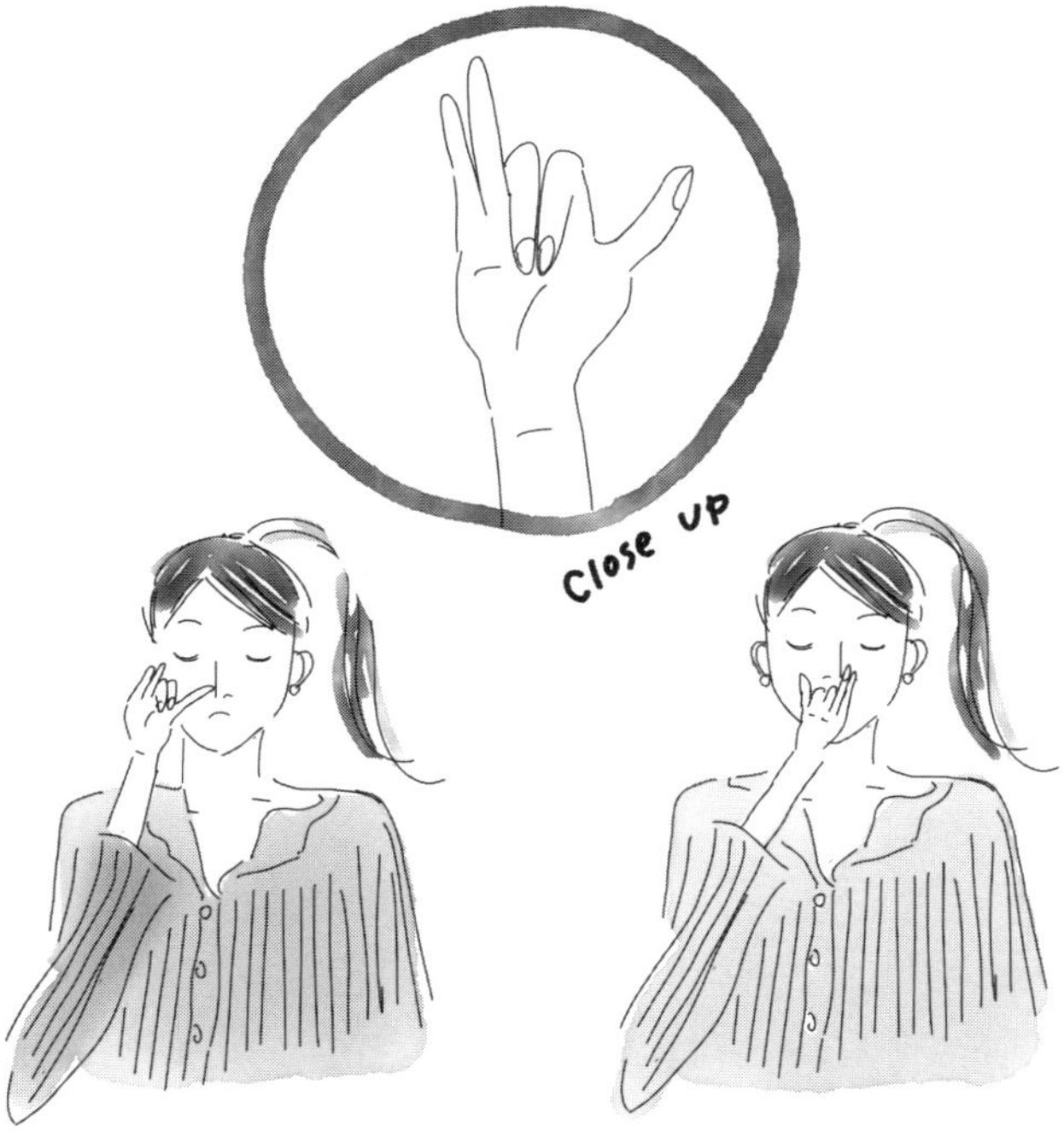

みなさんは左脳が論理的思考をし、右脳は直感的思考をすることをご存じだと思います。不安なときは右脳が混乱していることが多いのですが、右脳だけをコントロールすることは難しいです。そこで脳全体を落ち着かせるために、脳に酸素を届ける入り口である鼻から空気を吸って、脳にアプローチするのです。

左鼻から空気を吸って左脳を整え、右鼻から空気を吸って右脳を整えることで、バランスを整えます。

3 他人や世間に振り回されないためのポーズ

脳の活動をスムーズにして、ストレスを軽くするポーズ

●床に正座するか、イスに座る。

●手を背中に回し、右手の親指を中に入れて手をグーにして、左手で右の手首をつかむ。

●そのまま前に倒れて、正座の場合はおでこを床につける。イスに座っている場合は、おでこがひざの下になるようにする。おでこがひざまで届かない場合は、できるだけ頭のてっぺんを下に向ける。頭を下げた姿勢を5~10分保つ。

●体を前に倒すときは力を抜いて、だらんと倒れるイメージです。正座で前に行くのがつらいときはひざを開いてもいい。

[呼吸のヒント]

呼吸は鼻呼吸で行う。自分のペースで呼吸してよいが、空気を吸い込むときよりも、空気を出すときに長く出すようにする。

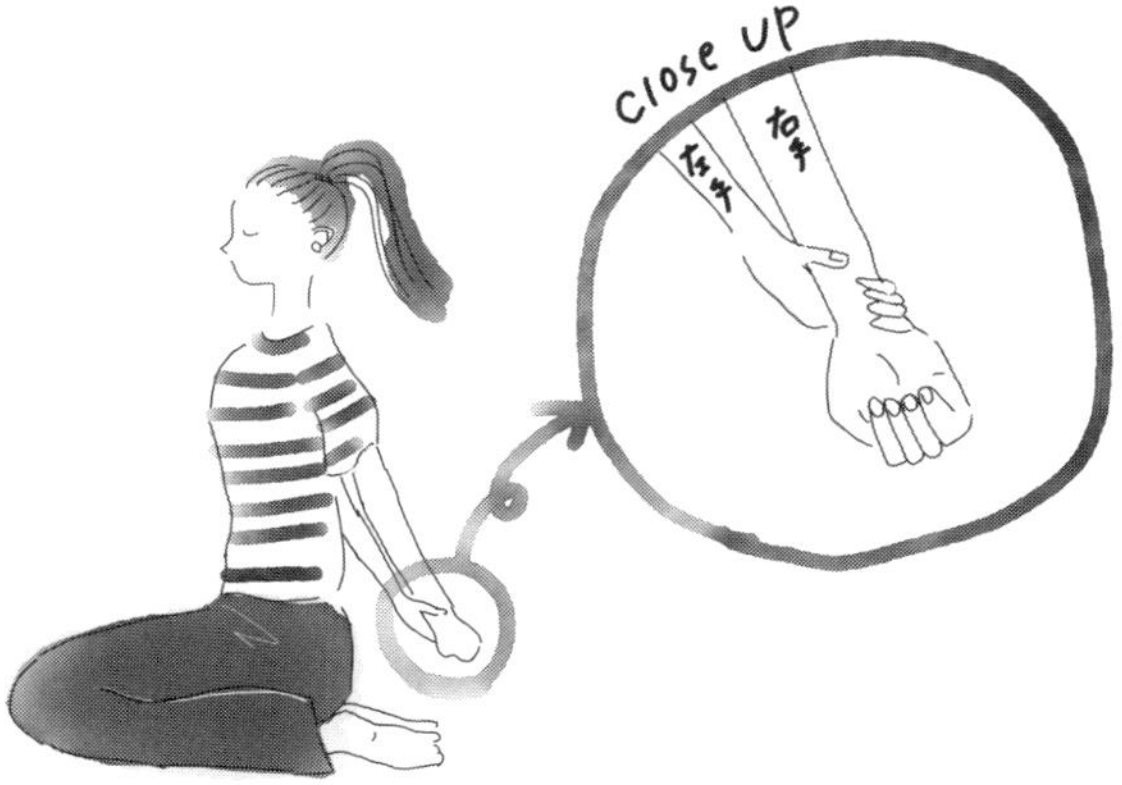

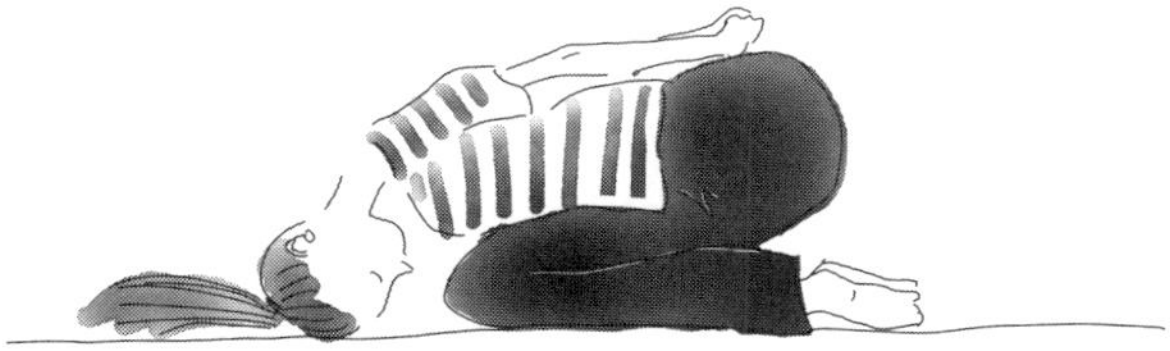

古代からヨギたちが行ってきた伝統的な方法で、脈々と受け継がれてきたものです。頭を使いすぎると、脳が乾燥して、ニューロンがつながりにくく、脳神経伝達が悪くなります。ですから忙しくなると脳の上のほうが熱くなり、乾燥して、思考が上手く働かなくなるのです。このポーズを行うことによって、ニューロンが繋がり、頭がスッキリし、ものごとを冷静に受け止められるようになります。毎日行うとストレスに強くなり、周囲の影響を過度に受けにくくなります。

④ 自分のなかにしあわせを見つける方法

自分の笑顔を横から見る

●自分の横にもうひとり自分がいるとイメージして、笑っている自分を客観的に見ることをイメージする。

笑っている自分を見ると、自然に笑顔になれます。

笑顔になると、体の中ではポジティブになれるホルモンが出ます。逆に顔が悲しい表情になるとネガティブホルモンが出ます。

じゃあ作り笑顔をすればいいのかというと、そうではありません。自然な笑顔でなければポジティブホルモンは出ません。

そのために笑顔になっている自分を想像して、それを見て自然な笑顔になれるようにすればいいのです。

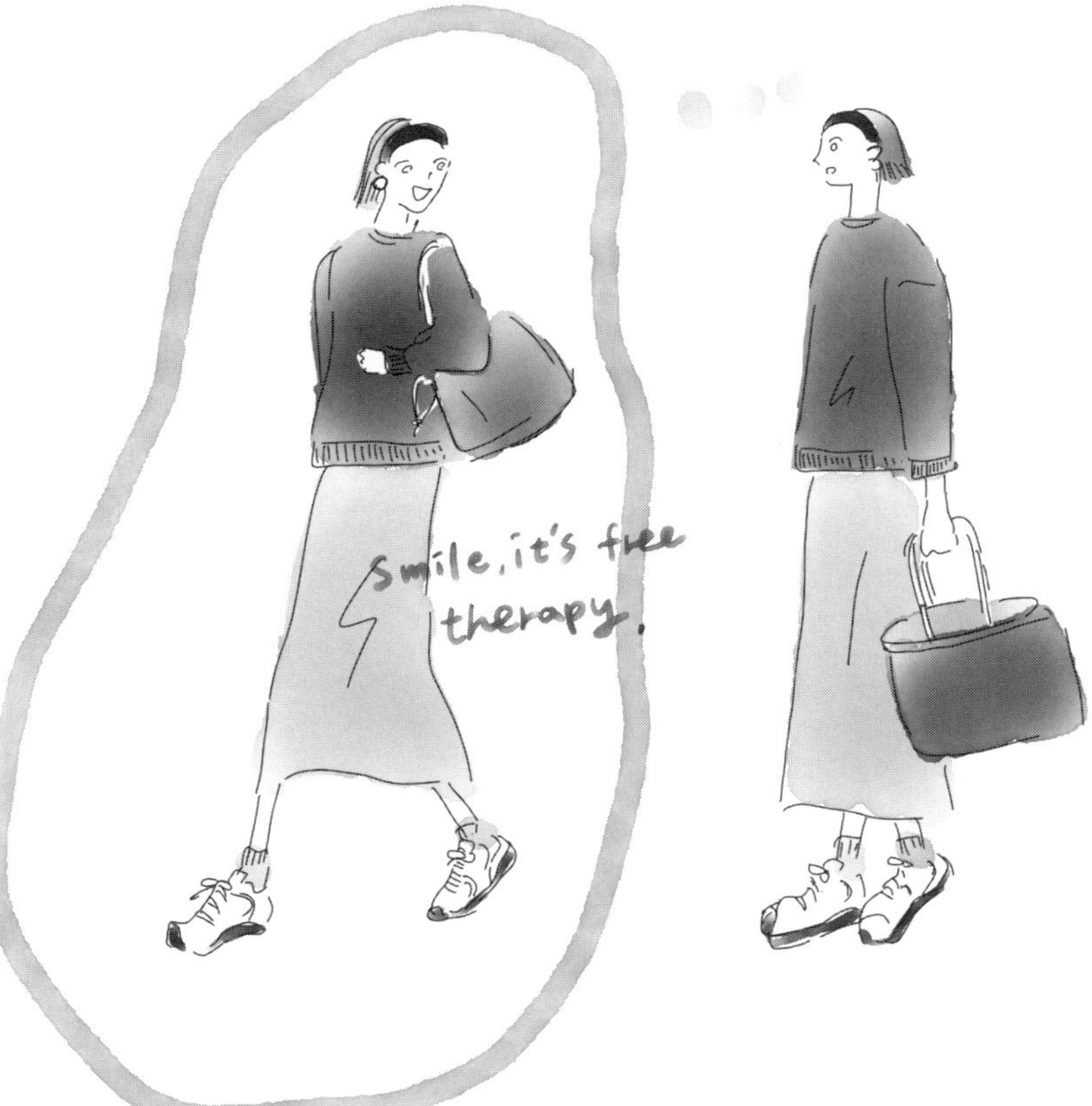
Smile, it's free therapy.

5 朝起きたら神様にお願いをする

自分が信じる偉大な力に祈りを捧げる

●布団の中で、鼻の通りをチェックする。鼻の穴を片方ずつ押さえて空気を出し、右の鼻の通りがよいのか、左の鼻の通りがよいのか確認する。左のほうがよかったらそのままでOK。

●右のほうが通りがよいときは、右を下にして2~3分横になる（すると左の通りがよくなる）。

●起き上がってベッドや床に座って、背筋を伸ばし、目を閉じて両手を合わせる。自分が信じる神~自然、親、ご先祖さま、天照大神、太陽、海、山など~に「あなたは偉大な力を持つ存在です。あなたが持っている力のうち、私に今日1日、私が生きるための肉体、精神、感情の力を与えてください」とお願いする。

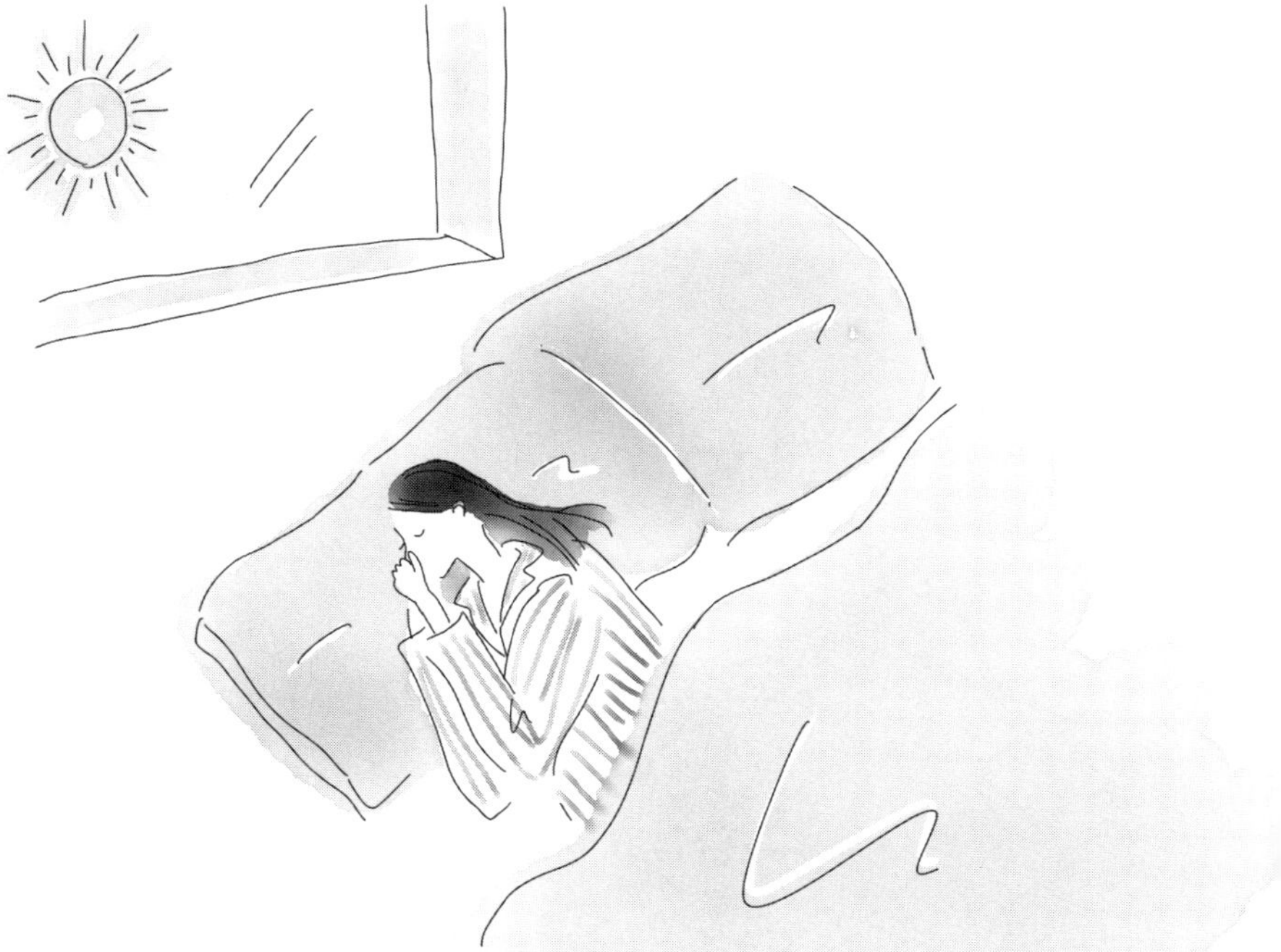

なぜ左の鼻の通りをよくするのかというと、陰陽の考え方のように、体の左側には月がいて、右側には太陽がいます。月は穏やかで、私たちに命を与える、知識や知恵を与えてくれる存在です。ですから、月が優位になった状態で起き上がるのです。

具体的な願い事をするのではなくて、力を与えてくださいと祈るのがポイントです。

6

夜寝る前に神様にお礼をする

お願いしたら必ずお礼をする

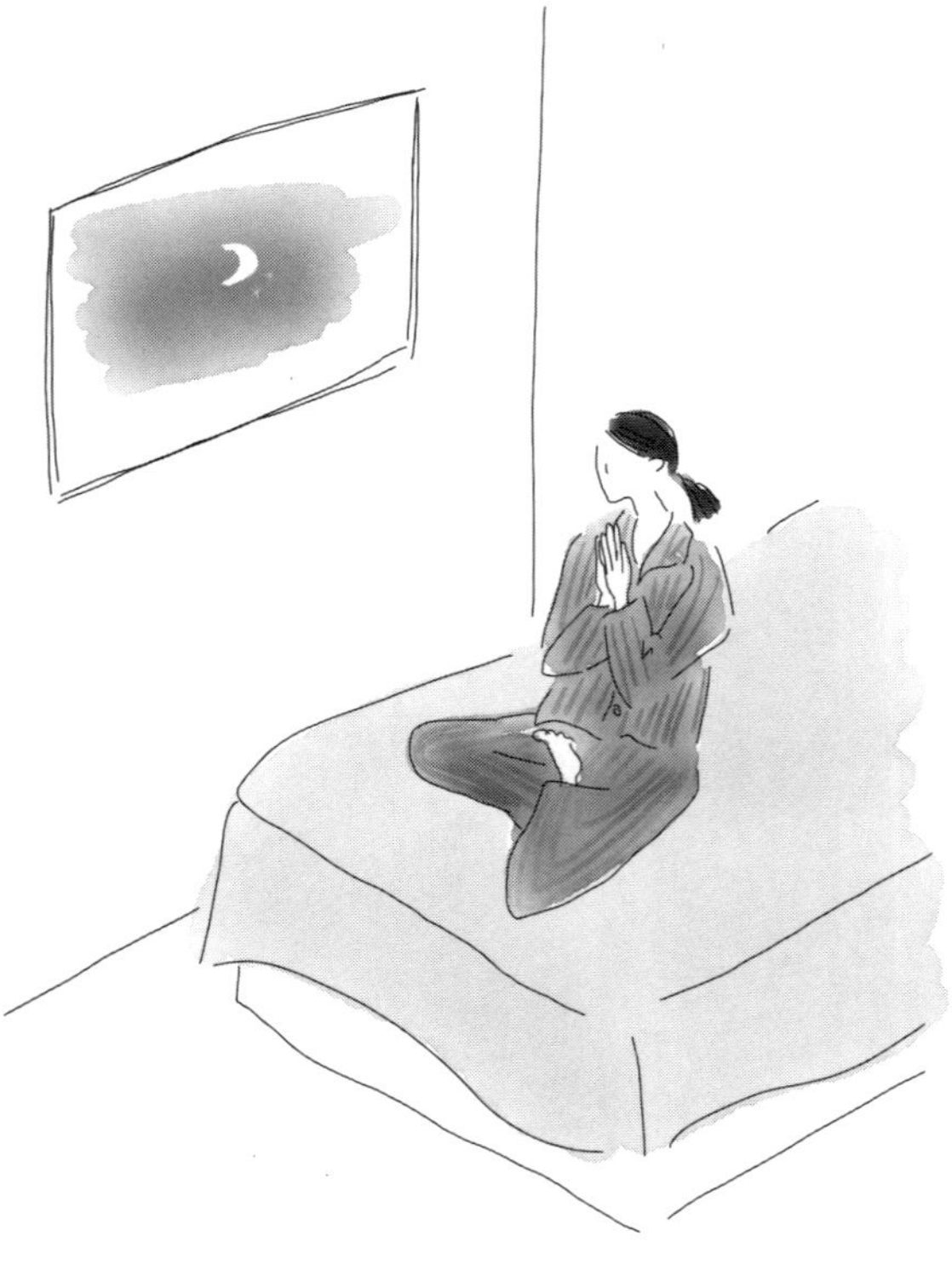

●座って背骨をまっすぐにして、目を閉じて両手を合わせる。
●「今日1日のためにあなたからたくさんの力をいただいて、自分の義務を果たしました。今日1日ありがとうございます。今日できたことをすべてあなたにお返しします」と言う。
●朝にお願いしたら必ず夜にお礼をして欲しいのですが、万が一夜に感謝を忘れてしまったら、思い出したときに感謝してください。

朝、神にお願いしたら、必ず夜にも神に感謝します。

もしあなたが思うように1日を過ごせなかったとしても、朝に力をいただいたのですから感謝して、あなたが得た力を神に返してください。

自分ががんばったから何かができたと思うのではなく、「神様の力をいただいたからできました。ありがとうございます」と、祈りと感謝をくり返すと、思考が変わり、エゴが減り、恐れや不安がなくなることで、人生をラクに生きることができます。

7 「自分は大丈夫！」になる言葉

「自分はダメだ」「自信がなくなった」と落ち込んだときに

●1日に2～3回、「私は存在していません」と自分に言い聞かせる。

「私はここに存在している。私の思う通りにしたい」と考えるのはエゴです。エゴが強すぎると、自分の思う通りにならなかったときに不安に襲われるのです。例えば、今すぐこの場から離れたいとか、人に嫌なことを言われてとても嫌だというときに「私は存在していません」と思ったらどうですか？　ただしこれはその場で急には難しいので、いざというときのために日頃の練習が必要です。何もないときに練習してこそ、ここ一番のときに活かすことができ、その結果、外からの影響を受けず、ラクな自分で過ごすことができます。

●気持ちがどんどん落ち込んでいくときは、いったんネガティブな思考を止める。
座って目を閉じて、気持ちを落ち着けて「私は体じゃありません。私は心じゃありません。私は感情でもありません。私は体、心、感情の目撃者であって、それを客観的に見る立場です」と自分に声をかける。言葉を口に出さず、自分の中で唱えればよい。

「ダメージを受けて気力を失っているのは自分ではない。落ち込んでいるのは自分ではない。自信を失っているのは自分ではない」と、隣から自分を客観的に見てください。すると「自分はダメだ」「自信がなくなった」と意気消沈しているのは自分ではないのだと思えます。気弱になっているのは隣にいる人で自分の身には何も起きていないとわかり、「自分はダメじゃない」と思えるようになります。

おわりに

「自分はダメだ、自分は不幸だ、自分のことが嫌いだ」と思うのはもうやめてください

2003年12月21日、ネパール発成田行きのタイ国際航空640便に乗って、私ははじめて日本に来ました。20年以上前のことですが、日本への強い思い入れを持ってやってきたので、その日のことをとてもよく覚えています。

私に瞑想とヨガを教えてくれた祖父の元へは、ネパール国内だけでなく海外から多くの人が学びに来ていました。彼らは休暇を使って数週間ほど学び、「もっと学びたいです。必ずまた来ます！」と言って帰っていくのですが、再びやってくる人は多くありません。来たとしても前回学んだことは忘れているので、また一から学び直すことになり、大きな成長につながりません。祖父はそれをとても

残念に思っていました。

そこで、祖父は愛弟子である私に「海外に行きなさい。学びたい人をここネパールで待つよりも、自分が海外に行けば、もっと多くの人にヨガと瞑想の素晴らしさを深く伝えられるのだから」と言ったのです。

祖父の息子である私の父はヨガの道に進まず、スーツを着てオフィスで働いています。母は私がヨガの指導者になることを望まず、ビジネスマンになって欲しいと願っていました。

そこで私は家でヨガを学びながら、大学に入り、ビジネススクールにも通いました。学校を卒業していよいよこれからどうするか?となったときに、「自分はどこに進めばいいのか」と自分に問いかけました。


ヨガでお金は得られる?――ヨガを教えればお金はなんとかなる。

健康的な生活ができる?――それはもちろん可能だ。

人から尊敬を得られる?――教える立場なら尊敬されるだろう。


私はヨガを選択しました。

まずシンガポールや韓国、タイでヨガの指導をしたのですが、思うように長いスパンで教えるチャンスには巡り合えませんでした。

仕方なくネパールに戻り、外国人が多くいるタメルという街でスタジオを開くことにしたのです。私はそこではじめて数人の日本人に出会い、そこから口コミで日本人の受講者が増えていきました。

日本のみなさんは私の言葉を素直に聞き入れてくれ、熱心にクラスに通ってくれました。1年ほど日本の方に教えたのですが、不眠症で睡眠薬を飲んで無理やり眠っていた人が「睡眠薬をやめられました。本当に嬉しい」と報告してくれたり、「O脚が治りました!」と言ってくれたり、とても感謝されたのです。

私は「日本人にもっと教えたい! 知って欲しい!」と思うようになりました。そして日本のことを調べてみると、日本はネパール人のお釈迦様が始めた仏教の国で、瞑想やヨガにも親しんでいる国だと知りました。そして、私は「日本に行くべきだ」と決意したのです。

日本に行けば瞑想やヨガが指導できると信じてやってきたものの、そのときの私は日本語が話せません。日本語が話せなければヨガスタジオで雇ってもらうこともできないという大きな壁にぶち当たったのです。

半分諦めかけて、「ネパールに帰ったほうがいいのか」と長い時間瞑想をして自分に問いかけた結果、「自分は日本にいるべきだ」という答えが出ました。するとその直後に「英語でヨガのクラスをして欲しい」という依頼が舞い込んだので、「やっぱり自分は日本でがんばろう。もう後ろは向かない」と心に決めたのです。

その数年後には日本語を話せるようになり、日本語で瞑想やヨガを教えられるようになりました。

私のクラスにいらっしゃる方の話を聞くと、年齢や立場、仕事などはまちまちでも、ひとりひとりが悩み、迷い、不安を抱えていることがわかりました。

日本人は諸外国の人と比べるとはるかに勤勉で真面目です。「自分はいいかげんだ」と思っているような方でも、善悪の線引きは明確で、自分がこうすべきだと思ったら目標を達成するためにがんばります。とても素晴らしい国民性だと思います。しかし、それゆえに苦しくなることも多いのではないでしょうか。

私はヨガと並行して西洋的な価値観のビジネスを学んできましたし、多くの日本の方の話も聞いてきましたので、いまの日本人の生きづらさや窮屈さも理解できているつもりです。

仕事上の圧力で追い詰められ、「自分には生きている価値がない」と思い込んでいる方に伝えたいのです。

「ストレスで押しつぶされ、嫌なことを我慢しなければ生きていけないのだ」と、しあわせに生きることを諦めている方に伝えたいのです。

「自分はダメだ、自分は不幸だ、自分のことが嫌いだ」と思うのはもうやめてください。本当の自分に戻ってラクに生きてください。私が教えているヨガの最終目的はしあわせになることです。ヨガにはしあわせになるためのヒントがたくさんあります。

私は心から日本のみなさんを愛しています。いちど日本で暮らしたあとに、アメリカ育ちの妻と家族で2年ほどオーストラリアに住んでいたのですが、日本から「戻ってきて欲しい」とオファーがあったときに妻に相談したら、「日本にまた住めるの？　行きたい！」と喜ぶくらいに、妻も日本が大好きです。今年の夏は盆踊りを習いに行ったくらいです。

私が日本で瞑想やヨガを教えることは、自分の天命だと確信しています。

私は毎日、自然に感謝して、自然からパワーをいただいてしあわせで満たされています。しあわせは、シェアしても減ることがありません。シェアしたらしたぶんだけ、広がっていくものです。私ひとりの力は小さくても、私の周りの人がしあわせになったら、しあわせがどんどん拡散されていきます。

この本を読んでくださったあなたが永遠のしあわせを得て、周りにもしあわせが広がっていくことを心から願います。

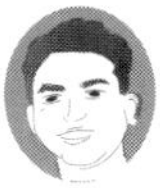

ニーマル・ラージ・ギャワリ

［著者］

ニーマル・ラージ・ギャワリ

瞑想家・ヨガ指導者。1976年生まれ。ネパール出身。代々続く伝統的なヨガ道場に生まれ、9歳からヨガを本格的に始め、15歳で王族や上流階級の人々への指導を開始。ヨガとアーユルヴェーダを学び、22歳のときハタヨガの博士号を取得。世界20カ国でヨガ・瞑想を指導したあと2003年に来日し、ヨガの振興に尽力。2008年にニーマルヨガ白金台スタジオをオープン。2019年にメディテーションテックベンチャーのスワル株式会社を設立し、自身が開発した「ニーマルメソッド®」による瞑想講座や、ラージャヨガとハタヨガをベースにした「ニーマルヨガ」などの講座を開催。2024年10月東京・銀座にオープンしたアーユルヴェーダの叡智を基にし、心と身体の真の健康と究極のアンチエイジングのためのオーダーメイド施術プログラムを施す「THE HUNDRED WELLNESS SALON」の監修も行う。多くの著名人や経営者をはじめ、人生における本質の学びや健康を求める人から支持を得る、いま日本で最も人気のある瞑想家・ヨガ指導者のひとり。著書に『黒感情が消えるニーマル10分瞑想　怒り、不安、妬み、欲、エゴを生まずに、よりよい自分に』『心が整うマインドフルネス入門　エグゼクティブが実践するニーマルメソッド®』（ともに小学館）がある。

世界的瞑想家が教える
本当の自分に戻ってラクに生きる練習

2024年10月29日　第1刷発行

著　者――――ニーマル・ラージ・ギャワリ
発行所――――ダイヤモンド社
〒150-8409　東京都渋谷区神宮前6-12-17
https://www.diamond.co.jp/
電話／03･5778･7233（編集）　03･5778･7240（販売）

ブックデザイン――小口翔平＋神田つぐみ（tobufune）
カバー・巻頭イラスト―金安 亮
本文イラスト――堂坂由香
本文デザイン――今井佳代
ＤＴＰ――――道倉健二郎（Office STRADA）
校正――――――鷗来堂
製作進行――――ダイヤモンド・グラフィック社
印刷――――――三松堂
製本――――――本間製本
編集協力――――黒川ともこ、星野由香里
編集担当――――中村直子

ISBN 978-4-478-12123-8